食物交换份标准和图示

主　编　杨月欣

副主编　周　瑾

编　者　杨月欣　王　竹　陆　颖　周　瑾　杨晶明

　　　　魏九玲　马姗婕

秘　书　刘　楠

人民卫生出版社
·北　京·

图书在版编目（CIP）数据

食物交换份标准和图示 / 杨月欣主编 . –– 北京：人民卫生出版社，2024. 10. –– ISBN 978-7-117-36894-0

Ⅰ. R155.1-64

中国国家版本馆 CIP 数据核字第 2024BX4215 号

人卫智网	**www.ipmph.com**	医学教育、学术、考试、健康，
		购书智慧智能综合服务平台
人卫官网	**www.pmph.com**	人卫官方资讯发布平台

食物交换份标准和图示
Shiwu Jiaohuanfen Biaozhun he Tushi

主　　编：杨月欣
出版发行：人民卫生出版社（中继线 010-59780011）
地　　址：北京市朝阳区潘家园南里 19 号
邮　　编：100021
E - mail：pmph @ pmph.com
购书热线：010-59787592　010-59787584　010-65264830
印　　刷：北京盛通印刷股份有限公司
经　　销：新华书店
开　　本：710 × 1000　1/16　印张：7.5
字　　数：100 千字
版　　次：2024 年 10 月第 1 版
印　　次：2024 年 11 月第 1 次印刷
标准书号：ISBN 978-7-117-36894-0
定　　价：69.00 元

打击盗版举报电话：010-59787491　E-mail：WQ @ pmph.com
质量问题联系电话：010-59787234　E-mail：zhiliang @ pmph.com
数字融合服务电话：4001118166　E-mail：zengzhi @ pmph.com

前　言

　　食物交换份法是用于膳食设计和营养配餐的一种简便方法。在已有的膳食设计或新建的配餐方法的基础上，根据食物交换表，做好不同能量需求下的量化食谱。

　　食物交换份是将食物按照类别、营养特征分类，根据所提供能量或某营养成分相近的原则，进行同类食物之间交换的质量换算。在我们团队研究的基础上，中国营养学会于 2023 年 6 月 12 日发布了团体标准《食物交换份》(T/CNSS 020—2023)，规定了食物交换份的定义、制定原则、使用原则及各类食物交换表。为了更直观地展现每类食物"一份"的量，方便营养师进行膳食设计、营养配餐和食谱制作，工作组组织拍摄了近 60 种食物按"一份"计的侧视图和俯视图，涵盖谷薯杂豆类、蔬菜类、水果类、肉蛋水产品类、坚果类、大豆、乳及其制品类、油脂类及调味料类共计 8 类食物。本书是营养师及营养工作者开展膳食营养调查、膳食配餐的实用工具，也可以用于个人家庭膳食指导。

　　本书适用于营养专业人员、营养师、营养配餐员等工作使用，希望能为大家的工作带来方便。

杨月欣

中国疾病预防控制中心

营养与健康所

2024 年 7 月

目 录

一、食物交换份概念和标准应用

膳食设计包含个体和群体营养配餐、食谱编制和菜单制作等内容,是新时代营养管理和健康教育的重要体现之一。膳食设计的原则与服务对象和目标相关。营养配餐或食谱编制方法有多种,根据服务对象的不同,可分为个体和群体膳食设计。一般计算法和交换份法为常见方法,其他方法可视为其衍生方法。在长期服务的个体或群体中,食物交换份法使用更加普遍。2023年中国营养学会发布了《食物交换份》(T/CNSS 020—2023),规范了食物交换份的定义、使用原则及各类食物交换表,可提高食谱设计的一致性和统一性。本书主要对食物交换份的概念、标准以及食物图示进行介绍,加强对食物交换份的理解和使用方便性。

1. 膳食配餐设计原则

对于健康人群,应遵循膳食指南的基本原则,目标是保障平衡膳食、营养充足,最大限度满足生理和健康需要。对于非健康人群,应是个体化的膳食设计,遵循以保障营养充足、调整或避免不适宜的食物和营养素,最大限度满足健康需求的合理膳食原则。

1.1 健康人群的膳食设计原则

2岁以上健康人群的膳食设计原则,主要以平衡膳食为核心,以中国居民膳食指南为指导,以保障食物多样、能量构成合理、营养素充足、健康饮食和适口性、控制油、盐、糖和成本为主。

(1)食物多样、平衡膳食:食物多样化是营养充足的前提,也是实现营养平衡的基础。各种食物营养特点或所含的营养成分不完全相同,但也没有哪种食物可提供人类所需要的全部营养物质,因此多样食物是"合理""平衡"膳食设计的核心原则。膳食指南给出多样化的量化指标是每周平均25种，每天平均12种。

（2）能量构成合理：膳食设计中，首先要满足人体能量需求，能量目标的设计应考虑年龄、体重、生理特点和身体活动等，不可过高或过低。最简单的方法是查询中国居民膳食营养素参考摄入量确定每日能量值。碳水化合物、蛋白质、脂肪是膳食中提供能量的营养物质，三大营养素的比例和能量目标，碳水化合物供能比 50%~65%、脂肪 20%~30%、蛋白质 10%~15%，是合理膳食的重要组成部分。一日三餐的合理分配，通常以能量作为进食量的标准，早餐提供的能量应占全天总能量的 25%～30%，午餐应占 30%～40%，晚餐应占 30%～40%。

（3）营养素充足：营养素充足和平衡是膳食设计需要保障的原则。主要是维生素和矿物质等数量满足中国居民膳食营养素参考摄入量具体目标。

膳食营养素参考摄入量（dietary reference intakes, DRIs）是一组每日平均膳食营养素摄入量的参考值，在营养素供给量（recommended dietary allowance, RDAs）基础上发展起来，一般常使用推荐摄入量（recommended nutrient intake, RNI）、适宜摄入量（adequate intake, AI）作为设定目标值。

（4）控制油、盐、糖，做好适口性：中国营养学会推荐的膳食模式中，脂肪的供能比为 20%～30%，其中烹饪用油不超过 25g，糖不超过 50g，盐不超过 5g。合理选择烹调方法，控制盐、降低油和糖的用量，是健康饮食的控制点，也是适口性和健康目标的长期任务。

（5）考虑食物价格成本：膳食设计既要满足就餐人员的营养需要，又要注意成本、防止浪费。个人配餐要考虑就餐者的实际状况和经济承受能力。对于集体用餐也尤为重要，饮食消费必须与生活水平相适应。用价格低营养相近的食物相互替代，如遇风味问题应在烹饪方法上给予弥补，另外，烹饪的时间成本也需要考虑。

1.2 非健康人群的膳食设计原则

非健康人群是指由于患轻或重的膳食相关疾病、有特殊膳食需求的个体。按照医院膳食的分类,可分为基本膳食、治疗膳食、特殊治疗膳食、诊断膳食等,这些常根据人体的基本营养需要和各种疾病状态调整或根据医疗需要而制定,强调对疾病的调理、食养食疗作用;膳食合理性、跟踪监测和食谱调整相结合、个体化是这类膳食设计的特点。

以糖尿病为例,饮食疗法是糖尿病治疗的基本方法。糖尿病治疗的目标是通过一生维持血糖、体重、血压、血脂的良好控制状态,预防糖尿病并发症(视网膜病、肾病、神经障碍)和动脉硬化症(心肌梗死、脑梗死、脚坏疽),和健康人一样度过活跃的日常生活和充实的人生。当资深营养师完成膳食设计后,年轻营养师或护士等可根据"食物交换份表"完成更多的食谱设计,丰富日常生活。食物交换份是膳食制作的饮食疗法的观点和经验,日本糖尿病学会认为,根据"食物交换份表"进行能量调整,是指尊重糖尿病治疗原则——改善个人生活方式的同时,以适当的能量、营养平衡,从而达到适合治疗的目的。

中国营养学会发布的肥胖、糖尿病、肾脏病、贫血、结核病、高血脂等食养食疗指南或标准,都有一些基本原则,可以参考。其他可参考国家卫健委或学术团体发布的行业标准或科学共识,结合疾病特点,给出膳食设计和指导。

2. 食物交换份概念和方法

食物交换份是一种简便和粗略的食谱制作方法。通常,我们把每产生90kcal 热量的食物作为"一份",不同食物每份的重量不同,按照同类食物分为不同类别,通过计算形成一个食物交换份表,然后按照此表去交换或计算膳食食谱。

2.1 食物交换份的概念

(1)食物交换份(food exchange portion):食物交换份是将食物按照类别、营养特征分类,按照所提供能量或某营养成分相近的原则,进行同类食物之间交换的质量换算表。每份食物指的是相当于提供 90kcal 能量的食物质量。每份调味料指的是相当于提供 1g 盐或 400mg 钠的质量。

（2）食物交换份法（method of food exchange）：食物交换份法是用于膳食设计和营养配餐的一种简便方法。在已有的膳食设计或新建的配餐方法的基础上，根据各类食物交换表，确定食物种类及所需质量，做好不同能量需求下的合理膳食搭配。

（3）膳食设计（dietary design）：指遵照平衡膳食、合理营养、经济合理的基本原则，根据服务对象的年龄、生理条件和身体活动，确定能量和营养素需要量，对一周或更长时间的"食谱"进行设计，定标定量的膳食安排。膳食设计把营养理论变为现实，营养配餐（nutrition design）是其同义语。

2.2 食物交换份的使用原则

（1）食物交换份按食物主要原料分为谷薯杂豆类、蔬菜类、水果类、肉蛋水产品类、坚果类、大豆、乳及制品类、油脂类及调味料，共8类。表1~表7每份食物提供90kcal能量，表9每份调味料提供1g盐（400mg钠）。表1~表7中同类食物不同种类间可以直接互换，非同类食物间不宜互换。

（2）进行膳食设计时应考虑能量平衡、食物多样、搭配合理。膳食设计首先应以《中国居民膳食营养素参考摄入量（2023版）》和《中国居民膳食指南（2022）》为依据，根据年龄、性别、体力活动和特殊需求确立每日所需的能量水平。根据能量水平，依照食物多样化、搭配合理的原则，确立每日膳食结构、三大营养素比例、微量营养素含量等，满足服务对象的健康需求。

（3）使用食物交换份的原则是同类互换，保持整个膳食设计的能量和营养素含量的基本一致性，对照表1~表7按份选择各类食物的具体种类和质量；调味料根据表9换算相当于盐的质量。

2.3 各类食物交换表

目前，食谱交换份的模板很多。本书推荐使用中国营养学会团体标准《食物交换份》（T/CNSS 020—2023）（表1~表9）。

表1 谷薯杂豆类食物交换表（/份）

食物种类		质量（g）	提供能量和营养成分				食物举例
			能量（kcal）	蛋白质（g）	脂肪（g）	碳水化合物（g）	
谷物（初级农产品）		25	90	2.5	0.5	19.0	大米、面粉、玉米面、杂粮等（干、生、非加工类制品）
主食制品	面制品	35	90	2.5	0.4	18.0	馒头、花卷、大饼、烧饼、面条（湿）、面包等
	米饭	75	90	2.0	0.2	19.4	粳米饭，籼米饭等
全谷物		25	90	2.5	0.7	18.0	糙米、全麦、玉米粒（干）、高粱、小米、荞麦、黄米、燕麦、青稞等
杂豆类		25	90	5.5	0.5	15.0	绿豆、赤小豆、芸豆、蚕豆、豌豆、眉豆等
粉条、粉丝、淀粉类		25	90	0.3	0.0	21.2	粉条、粉丝、团粉、玉米淀粉等
糕点和油炸类		20	90	1.4	2.6	13.0	蛋糕、江米条、油条、油饼等
薯芋类 *		100	90	1.9	0.2	20.0	马铃薯、甘薯、木薯、山药、芋头、大薯、豆薯等

* 每份薯芋类食品的质量为可食部质量。

表2 蔬菜类食物交换表 a（/份）

食物种类		质量（g）	提供能量和营养成分				食物举例
			能量（kcal）	蛋白质（g）	脂肪（g）	碳水化合物（g）	
蔬菜类（综合）b		250	90	4.5	0.7	16.0	所有常见蔬菜（不包含干、腌制、罐头类制品）
嫩茎叶花菜类	深色 c	300	90	7.3	1.2	14.0	油菜、芹菜、乌菜、菠菜、鸡毛菜、香菜、萝卜缨、茴香、苋菜等
	浅色	330	90	7.2	0.5	14.2	大白菜、奶白菜、圆白菜、娃娃菜、菜花、白笋、竹笋等
茄果类		375	90	3.8	0.7	18.0	茄子、西红柿、柿子椒、辣椒、西葫芦、黄瓜、丝瓜、南瓜等
根茎类		300	90	3.2	0.5	19.2	红萝卜、白萝卜、胡萝卜、水萝卜等（不包括马铃薯、芋头）
蘑菇类	鲜	275	90	7.6	0.6	14.0	香菇、草菇、平菇、白蘑、金针菇、牛肝菌等鲜蘑菇
	干	30	90	6.6	0.8	17.0	香菇、木耳、茶树菇、榛蘑等干制品
鲜豆类		250	90	6.3	0.7	15.4	豇豆、扁豆、四季豆、刀豆等

食物种类	质量（g）	提供能量和营养成分				食物举例
		能量（kcal）	蛋白质（g）	脂肪（g）	碳水化合物（g）	

a 表中给出的每份食品质量均为可食部质量。
b 如果难以区分蔬菜种类（如混合蔬菜），可按照蔬菜类（综合）的质量进行搭配。
c 深色嫩茎叶花菜类特指胡萝卜素含量≥300µg/100g 的蔬菜。

表 3 水果类食物交换表 a（/份）

食物种类	质量（g）	提供能量和营养成分				食物举例
		能量（kcal）	蛋白质（g）	脂肪（g）	碳水化合物（g）	
水果类（综合）b	150	90	1.0	0.6	20.0	常见新鲜水果(不包括干制、糖渍、罐头类制品)
柑橘类	200	90	1.7	0.6	20.0	橘子、橙子、柚子、柠檬
仁果、核果、瓜果类	175	90	0.8	0.4	21.0	苹果、梨、桃、李子、杏、樱桃、甜瓜、西瓜、黄金瓜、哈密瓜等
浆果类	150	90	1.4	0.5	20.0	葡萄、石榴、柿子、桑葚、草莓、无花果、猕猴桃等
枣和热带水果类	75	90	1.1	1.1	18.0	各类鲜枣、芒果、荔枝、桂圆、菠萝、香蕉、榴莲、火龙果等
果干类	25	90	0.7	0.3	19.0	葡萄干、杏干、苹果干等

a 表中给出的每份食品质量均为可食部的质量。
b 如果难以区分水果种类（如混合水果），可按照水果类（综合）的质量进行搭配。

表 4 肉蛋水产品类食物交换表 a（/份）

食物种类	质量（g）	提供能量和营养成分				食物举例
		能量（kcal）	蛋白质（g）	脂肪（g）	碳水化合物（g）	
畜禽肉类（综合）b	50	90	8.0	6.7	0.7	常见畜禽肉类
畜肉类（脂肪含量≤5%）	80	90	16.0	2.1	1.3	纯瘦肉、牛里脊、羊里脊等
畜肉类（脂肪含量6%～15%）	60	90	11.5	5.3	0.3	猪里脊、羊肉（胸脯肉）等
畜肉类（脂肪含量16%～35%）	30	90	4.5	7.7	0.7	前臀尖、猪大排、猪肉（硬五花）等
畜肉类（脂肪含量≥85%）	10	90	0.2	8.9	0	肥肉、板油等

食物种类	质量（g）	提供能量和营养成分				食物举例
		能量（kcal）	蛋白质（g）	脂肪（g）	碳水化合物（g）	
禽肉类	50	90	8.8	6.0	0.7	鸡、鸭、鹅、火鸡等
蛋类	60	90	7.6	6.6	1.6	鸡蛋、鸭蛋、鹅蛋、鹌鹑蛋等
水产类（综合）	90	90	14.8	2.9	1.7	常见淡水鱼，海水鱼，虾、蟹、贝类、海参等
鱼类	75	90	13.7	3.2	1.0	鲤鱼、草鱼、鲢鱼、鳙鱼、黄花鱼、带鱼、鲳鱼、鲈鱼等
虾蟹贝类	115	90	15.8	1.5	3.1	河虾、海虾、河蟹、海蟹、河蚌、蛤蜊、蛏子等

a 表中给出的每份食品质量均为可食部的质量，必要时需进行换算。
b 如果难以区分禽肉类食物种类（如混合肉），可按照畜禽肉类（综合）的质量进行搭配。
内脏类（肚、舌、肾、肝、心、肫等）胆固醇含量高，食物营养成分差异较大，如换算每份相当于70g，换算后需复核营养素的变化是否符合要求。

表5 坚果类食物交换表 a（/份）

食物种类	质量（g）	提供能量和营养成分				食物举例
		能量（kcal）	蛋白质（g）	脂肪（g）	碳水化合物（g）	
坚果（综合）	20	90	3.2	5.8	6.5	常见的坚果、种子类
淀粉类坚果（碳水化合物≥40%）	25	90	2.5	0.4	16.8	板栗、白果、芡实、莲子
高脂类坚果（脂肪≥40%）	15	90	3.2	7.7	2.9	花生仁、西瓜子、松子、核桃、葵花子、南瓜子、杏仁、榛子、开心果、芝麻等
中脂类坚果类（脂肪为20%～40%）	20	90	3.2	6.5	5.3	腰果、胡麻子、核桃（鲜）、白芝麻等

a 表中给出的每份食品质量均为可食部的质量。

表6 大豆、乳及其制品食物交换表（/份）

食物种类	质量（g）	提供能量和营养成分				食物举例
		能量（kcal）	蛋白质（g）	脂肪（g）	碳水化合物（g）	
大豆类	20	90	6.9	3.3	7.0	黄豆、黑豆、青豆

食物种类		质量（g）	提供能量和营养成分				食物举例
			能量（kcal）	蛋白质（g）	脂肪（g）	碳水化合物（g）	
豆粉		20	90	6.5	3.7	7.5	黄豆粉
豆腐	北豆腐	90	90	11.0	4.3	1.8	北豆腐
	南豆腐	150	90	9.3	3.8	3.9	南豆腐
豆皮、豆干		50	90	8.5	4.6	3.8	豆腐干、豆腐丝、素鸡、素什锦等
豆浆		330	90	8.0	3.1	8.0	豆浆
液态乳	全脂	150	90	5.0	5.4	7.4	全脂牛奶等
	脱脂	265	90	9.3	0.8	12.2	脱脂牛奶等
发酵乳（全脂）		100	90	2.8	2.6	12.9	发酵乳
乳酪		25	90	5.6	7.0	1.9	奶酪、干酪
乳粉		20	90	4.0	4.5	10.1	全脂奶粉

表 7　油脂交换表（/ 份）

食物种类	质量（g）	提供能量和营养成分				食物举例
		能量（kcal）	蛋白质（g）	脂肪（g）	碳水化合物（g）	
油脂类	10	90	0	10.0	0	猪油、橄榄油、菜籽油、大豆油、玉米油、葵花籽油、稻米油、花生油等

表 8　特征性脂肪酸的油脂来源

特征性脂肪酸	含量水平	油脂来源举例
饱和脂肪酸	≥70% ≥45%	椰子油、棕榈仁油、类可可脂（65%）等； 棕榈液油、猪油、牛油等
不饱和脂肪酸	≥70%	米糠油、稻米油、花生油等
单不饱和脂肪酸	≥70% ≥60%	茶籽油、橄榄油等 菜籽油等

特征性脂肪酸	含量水平	油脂来源举例
多不饱和脂肪酸	≥ 70% ≥ 50%	亚麻籽油、核桃油、红花油、葡萄籽油等 大豆油、玉米油、葵花籽油等
DHA+EPA	—	以 DHA 为特征的鱼油等

表 9　调味料类盐含量换算表（/份）

食物种类		重量（g）	盐含量（g）	钠含量（mg）	主要食物
食用盐		1	1	400	精盐、海盐等
鸡精		2	1	400	鸡精类
味精		4.8	1	400	味精类
酱类	豆瓣酱等（高盐）	6	1	400	豆瓣酱、辣椒酱、蒜蓉辣酱等
	黄酱等（中盐）	16	1	400	黄酱、甜面酱、海鲜酱等
酱油		6.5	1	400	酱油，生抽、老抽等
蚝油		10	1	400	蚝油类
咸菜类		13	1	400	榨菜、酱八宝菜、腌雪里蕻、腌萝卜干等
腐乳		17	1	400	红腐乳、白腐乳、臭腐乳等

3. 食物交换份法的使用原则

如前所要求，食物交换份法主要用于有标准食谱，或是再次营养配餐的情况下使用，所以基本不需要再调查基本情况等个人信息。首次营养配餐或首次咨询问诊不建议使用食物交换份法，尤其是孕妇、儿童、慢性病患者。

食物交换份表一般按每个食品交换份 90kcal 计算，是对基本健康的人群和个体使用，目前也有不同研究者版本。建议使用标准版本，并融入自己的经验或选择当地食材，成为自己的工作用表。

食谱使用一段时间后，应该用计算法重新计算调整食谱，保障营养设计准确性。原则上，食物交换份法的食谱应与原来食谱在能量和主要营养素大致相同，但其是粗略方法，可以与原来参考食谱比较，同类互换，非同类不能互换替代。如蔬菜不能用水果替代，米饭不能用花卷类替代等。否则食物丰富度和营养素平衡都会受到影响。

食物交换份表多元化，可有不同类别，更应细致。特别是专为病患使用的表，食物分类根据某一特定指标，专为某类疾病患者而设计。例如肥胖和体重控制用表，能量、脂肪是最重要的指标；糖尿病患者，碳水化合物和血糖生成指数为最重要指标；肾病患者，对蛋白质和钾的控制最为重要等。这些都需要特定设计的交换份表。

二、常见食物交换份图示

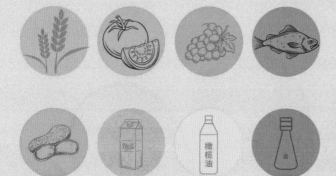

Food
Exchange
List
Images

1. 谷薯杂豆类
Cereals, Potatoes, and Beans

　　谷薯类食物含有丰富的碳水化合物，是提供人体所需能量最经济和最重要的食物来源。中国人的平衡膳食模式以谷类为主，供能占膳食总能量的一半以上。因此谷薯类食物是膳食和食谱设计的主要组成部分。《中国居民膳食指南（2022）》在强调以谷类为主的同时，也提示了全谷物、薯类和杂豆类的营养价值和健康功效，它们是膳食的重要组成部分。美国农业部的膳食模式分类中也将全谷物作为独立分类。中国的谷薯类食物种类繁多，烹调制作方法多样，不同的膳食烹调方式对食物的营养价值改变较大。结合以上分析和建议，T/CNSS 020—2023《食物交换份》将谷薯类食物主要分为 7 个类别，包括谷物（初级农产品）、主食制品、全谷物、杂豆类、粉条粉丝淀粉类、糕点和油炸类、薯芋类。该分类模式涵盖了常见谷类食物，突出了主食，方便营养师直接替换使用，也强调了《中国居民膳食指南（2022）》中推荐的全谷物、杂豆类，还包含了烹调和制作方式改变营养构成的食物，如粉条类和油炸类食物。

　　谷薯杂豆类食物是能量、蛋白质、碳水化合物和 B 族维生素的主要来源，其膳食纤维含量与加工精度有关。推荐每天摄入谷类食物 200～300g，其中包含全谷物和杂豆类 50～150g；推荐每天摄入薯类 50～100g。谷薯杂豆类食物交换表见表 10。

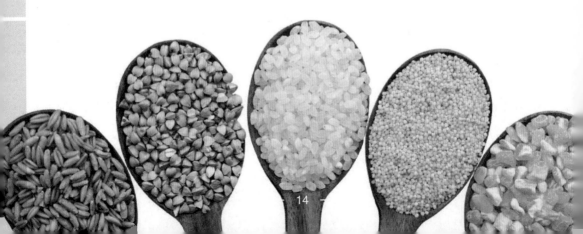

1. 谷薯杂豆类
Cereals, Potatoes, and Beans

表 10　谷薯杂豆类食物交换表（90kcal/ 份）

食物种类		质量[a]/ g	提供能量和营养成分				食物举例
			能量 / kcal	蛋白质 / g	脂肪 / g	碳水化合物 /g	
谷物 （初级农产品）		25	90	2.5	0.5	19.0	大米、面粉、玉米面、杂粮等（干、生、非加工类制品）
主食制品	面制品	35	90	2.5	0.4	18.0	馒头、面条(湿)、花卷、大饼、烧饼、面包等
	米饭	75	90	2.0	0.2	19.4	粳米饭、籼米饭等
全谷物		25	90	2.5	0.7	18.0	糙米、全麦、小米、燕麦、高粱、玉米粒(干)、荞麦、黄米、青稞等
杂豆类		25	90	5.5	0.5	15.0	绿豆、赤小豆、豌豆、芸豆、蚕豆、眉豆等
粉条、粉丝、淀粉类		25	90	0.3	0.0	21.2	粉条、粉丝、团粉、玉米淀粉等
糕点和油炸类		25	90	1.4	2.6	13.0	蛋糕、江米条、油条、油饼等
薯芋类[b]		100	90	1.9	0.2	20.0	马铃薯、甘薯、木薯、大薯、豆薯、山药、芋头等

注：a. "质量"即食物重量。
　　b. 每份薯芋类食品的质量为可食部质量。

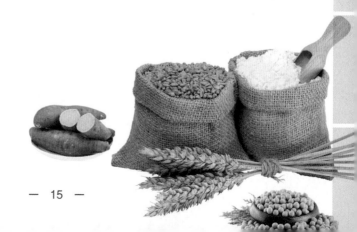

1. 谷薯杂豆类
Cereals, Potatoes, and Beans

食物份量图例(谷物)			
食物	重量	45°侧视图	俯视图
面粉 30ml 9# 勺			
玉米面 30ml 9# 勺	25g		
大米 30ml 9# 勺	25g		
螺旋 意面 15.5cm 2# 盘	25g (24颗)		

食物份量图例（主食制品）

食物	重量	45°侧视图	俯视图
⅓ 大馒头	35g		
小馒头	35g		
面条	35g		
米饭	75g		

食物份量图例(全谷物)			
食物	重量	45°侧视图	俯视图
小米 30ml 9# 勺			
三色米 30ml 9# 勺			
三色藜麦 30ml 9# 勺	25g		
黑米 30ml 9# 勺			
燕麦 30ml 9# 勺			
糙米 30ml 9# 勺			

1. 谷薯杂豆类
Cereals, Potatoes, and Beans

食物份量图例(杂豆类)

食物	重量	45°侧视图	俯视图
绿豆 30ml 9# 勺	25g		
赤小豆 30ml 9# 勺			

食物份量图谱(粉条、粉丝、淀粉类)

食物	重量	45°侧视图	俯视图
粉条 15.5cm 2# 盘	25g		

食物份量图例 (糕点和油炸类)

食物	重量	45°侧视图	俯视图
油条 11cm 1# 盘	20g		
江米条 11cm 1# 盘	20g (7个)		

食物份量图例(薯芋类)			
食物	重量	45°侧视图	俯视图
红薯	100g		
山药			
马铃薯			

2. 蔬菜类
Vegetables

蔬菜是人类膳食中维生素、矿物质、膳食纤维和植物化合物的重要来源，一餐食物中，蔬菜重量应占到一半以上，因此蔬菜是膳食和食谱设计的重要组成部分。在《中国食物成分表》中，蔬菜主要分为根菜类、鲜豆类、茄果瓜菜类、茎叶花菜类、葱蒜类、水生蔬菜类、薯芋类、野生蔬菜类8种。《中国居民膳食指南（2022）》强调食物应"五颜六色"，其中深色蔬菜应占到一半以上。美国农业部的膳食指导中，也强调蔬菜的颜色应多种多样，蔬菜包含深绿色蔬菜和红橙色蔬菜。在中国居民日常膳食和饮食习惯中，菌藻类也常被归类为蔬菜类。结合以上分析和建议，T/CNSS 020—2023《食物交换份》将蔬菜类主要分为8个类别，包括蔬菜类（综合）、茄果类、嫩茎叶花菜类（深色、浅色）、根茎类、蘑菇类（鲜、干）、鲜豆类，该分类模式既兼顾了蔬菜的种类和性状，也考虑了蔬菜的颜色，与《中国居民膳食指南（2022）》的建议一致。

蔬菜富含维生素、矿物质、膳食纤维和植物化合物，且能量较低。按照种类、食用部位、外观颜色需要加以细分，进行膳食搭配时建议在不同种类间进行挑选。推荐成人每天摄入蔬菜不少于300g，深色蔬菜应占蔬菜总量的1/2。蔬菜类食物交换表见表11。

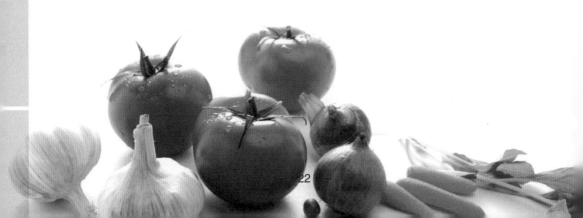

2. 蔬菜类
Vegetables

表 11 蔬菜类食物交换表（90kcal/份）

食物种类		质量[a]/g	提供能量和营养成分				食物举例
			能量/kcal	蛋白质/g	脂肪/g	碳水化合物/g	
蔬菜类（综合）[b]		250	90	4.5	0.7	16.0	所有常见蔬菜（不包含干、腌制、罐头类制品）
嫩茎叶花菜类	深色[c]	300	90	7.3	1.2	14.0	油菜、芹菜、乌菜、菠菜、鸡毛菜、香菜、萝卜缨、茴香、苋菜等
	浅色	330	90	7.2	0.5	14.2	大白菜、奶白菜、圆白菜、娃娃菜、菜花、白笋、竹笋等
茄果类		375	90	3.8	0.7	18.0	茄子、西红柿、柿子椒、辣椒、西葫芦、黄瓜、丝瓜、南瓜等
根茎类		300	90	3.2	0.5	19.2	红萝卜、白萝卜、胡萝卜、水萝卜等（不包括马铃薯、芋头）
蘑菇类	鲜	275	90	7.6	0.6	14.0	香菇、草菇、平菇、白蘑、金针菇、牛肝菌等鲜蘑菇
	干	30	90	6.6	0.8	17.0	香菇、木耳、茶树菇、榛蘑等干制品
鲜豆类		250	90	6.3	0.7	15.4	豇豆、扁豆、四季豆、刀豆等

注：a. 表中给出的每份食品质量均为可食部质量。
　　b. 如果难以区分蔬菜种类（如混合蔬菜），可按照蔬菜类（综合）的质量进行搭配。
　　c. 深色嫩茎叶花菜类特指胡萝卜素含量 ≥ 300μg/100g 的蔬菜。

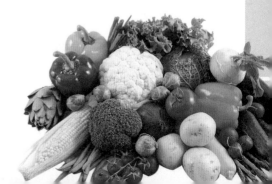

2. 蔬菜类
Vegetables

食物份量图例（蔬菜类 - 综合）

食物	重量	45°侧视图	俯视图
蔬菜类综合 21.5cm 3# 盘	250g		

食物份量图谱（嫩茎叶花菜类 - 浅色）

食物	重量	45°侧视图	俯视图
娃娃菜	330g （2 颗）		
白菜花	330g （28 朵）		

食物份量图例（嫩茎叶花菜类 - 深色）

食物	重量	45°侧视图	俯视图
芹菜 23cm 4# 盘	300g		
菠菜 23cm 4# 盘			
西蓝花	300g （29朵）		

2. 蔬菜类
Vegetables

食物	重量	45°侧视图	俯视图
彩椒	375g (2 个)		
黄瓜	375g (2 根)		
茄子	375g (1 根)		
西红柿 23cm 4# 盘	375g (2 个)		

食物份量图例(茄果类)

2. 蔬菜类
Vegetables

食物份量图例 (根茎类)

食物	重量	45°侧视图	俯视图
白萝卜	300g (7 片)		
胡萝卜	300g (2 根)		

食物份量图谱 (鲜豆类)

食物	重量	45°侧视图	俯视图
豇豆 21.5cm 3# 盘	250g		
四季豆 23cm 4# 盘			

2. 蔬菜类
Vegetables

食物份量图例(蘑菇类 - 鲜)

食物	重量	45°侧视图	俯视图
金针菇 23cm 4# 盘	275g		
口蘑 21.5cm 3# 盘	275g (19 颗)		
香菇 21.5cm 3# 盘	275g (14 颗)		

2. 蔬菜类
Vegetables

食物份量图例(蘑菇类 - 干)

食物	重量	45°侧视图	俯视图
银耳 15.5cm 2# 盘	30g (1朵)		
木耳 15.5cm 2# 盘	30g		
干香菇 21.5cm 3# 盘	30g (23朵)		

3. 水果类

Fruits

　　水果种类丰富、形态各异、营养丰富，富含维生素、矿物质、膳食纤维，是膳食的重要组成部分。在《中国食物成分表》中，水果主要分为仁果类、核果类、浆果类、柑橘类、热带水果和瓜果类。根据水果的类别和营养特点，T/CNSS 020—2023《食物交换份》作了一定的合并和归类，主要分为 6 个类别，包括水果类（综合）、柑橘类、仁果核果瓜果类、浆果类、枣和热带水果类、果干类。

　　水果富含维生素 C、钾、镁、膳食纤维和植物化学物。推荐每天摄入 200~350g 新鲜水果，果汁、果脯等加工水果制品不能代替鲜果。水果类食物交换表见表 12。

表 12　水果类食物交换表（90kcal/ 份）

食物种类	质量 [a]/g	提供能量和营养成分				食物举例
		能量 /kcal	蛋白质 /g	脂肪 /g	碳水化合物 /g	
水果类（综合）[b]	150	90	1.0	0.6	20.0	常见新鲜水果（不包括干制、糖渍、罐头类制品）
柑橘类	200	90	1.7	0.6	20.0	橘子、橙子、柚子、柠檬
仁果、核果、瓜果类	175	90	0.8	0.4	21.0	苹果、梨、桃、李子、杏、樱桃、甜瓜、西瓜、黄金瓜、哈密瓜等
浆果类	150	90	1.4	0.5	20.0	葡萄、石榴、柿子、桑葚、草莓、无花果、猕猴桃等
枣和热带水果类	75	90	1.1	1.1	18.0	各类鲜枣、杧果、荔枝、桂圆、菠萝、香蕉、榴梿、火龙果等
果干类	25	90	0.7	0.3	19.0	葡萄干、杏干、苹果干等

注：a. 表中给出的每份食品质量均为可食部的质量。
　　b. 如果难以区分水果种类（如混合水果），可按照水果类（综合）的质量进行搭配。

3. 水果类
Fruits

食物份量图例(柑橘类)

食物	重量	45°侧视图	俯视图
橙子	270g (1个,可食部 200g)		
柠檬	300g (3个,可食部 200g)		

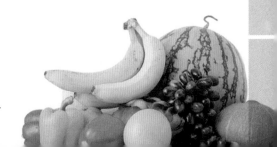

3. 水果类
Fruits

食物份量图例(仁果、核果、瓜果类)			
食物	重量	45°侧视图	俯视图
苹果	205g (可食部 175g)		
哈密瓜			
桃	200g (可食部 175g)		
西瓜 15.5cm 2# 盘	175g		

食物份量图例（浆果类）

食物	重量	45°侧视图	俯视图
蓝莓 21.5cm 3# 盘	150g (63颗)		
覆盆子 21.5cm 3# 盘	150g (34颗)		
无籽 葡萄 15.5cm 2# 盘	150g (9颗)		
猕猴桃	180g (可食部 150g)		

3. 水果类
Fruits

食物份量图例 (枣和热带水果类)			
食物	重量	45°侧视图	俯视图
杧果	125g (可食部 75g)		
香蕉			
火龙果 15.5cm 2# 盘	75g		

3. 水果类
Fruits

食物份量图例 (果干类)			
食物	重量	45°侧视图	俯视图
桂圆干 21.5cm 3# 盘	75g (28 颗，可 食部 25g)		
杧果干 15.5cm 2# 盘	25g (2 片)		
无花 果干 11cm 1# 盘	25g (7 颗)		
葡萄干 15.5cm 2# 盘	25g (45 颗)		

4. 肉蛋水产品类

Meats, Eggs, and Aquatic Products

　　肉类食物主要包括畜肉类、禽肉类、鱼虾蟹贝类、蛋类等，该类食物富含优质的蛋白质、脂类、脂溶性维生素、B族维生素、矿物质等营养物质，是膳食和食谱设计的重要组成部分。《中国居民膳食指南（2022）》指出，畜肉类脂肪含量较高，应尽量选择瘦肉，因此畜肉类需要按照脂肪含量进行分类，方便消费者和营养医师选择使用。《中国居民膳食指南（2022）》指出，鱼和禽类脂肪含量较低，应当优先选择禽类和鱼类；蛋类营养含量丰富，其中蛋黄富含磷脂和胆碱。美国营养师协会的膳食分类中，蛋白质类食物是按照脂肪含量的低、中和高进行分类的。结合以上分析和建议，T/CNSS 020—2023《食物交换份》将肉类食物分为10个类别，包括畜禽肉类（综合）、畜肉类（脂肪含量≤5%）、畜肉类（脂肪含量6%~15%）、畜肉类（脂肪含量16%~35%）、畜肉类（脂肪含量≥85%）、禽肉类、蛋类、水产类（综合）、鱼类、虾蟹贝类。本分类模式考虑了肉类食物的脂肪含量差异，兼顾了食物的类别和肉类食物不同部位的营养差异。

　　畜肉类、禽肉类、蛋类、鱼虾蟹贝类食物富含优质蛋白质、脂肪、脂溶性维生素等，根据种类、部位，脂肪含量差异较大，配餐时应注意细分种类并控制饱和脂肪酸的摄入。推荐鱼、禽、蛋类和瘦肉的摄入量为每天120~200g。肉蛋水产品类食物交换表见表13。

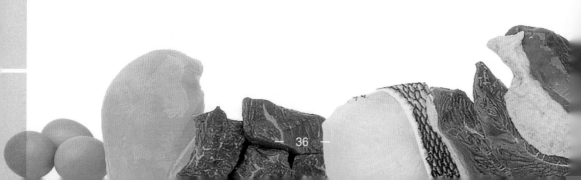

4. 肉蛋水产品类

Meats, Eggs, and Aquatic Products

表13 肉蛋水产品类食物交换表（90kcal/份）

食物种类	质量 a/g	提供能量和营养成分				食物举例
		能量/kcal	蛋白质/g	脂肪/g	碳水化合物/g	
畜禽肉类（综合）b	50	90	8.0	6.7	0.7	常见畜禽肉类
畜肉类（脂肪含量≤5%）	80	90	16.0	2.1	1.3	纯瘦肉、牛里脊、羊里脊等
畜肉类（脂肪含量6%~15%）	60	90	11.5	5.3	0.3	猪里脊、羊肉（胸脯肉）等
畜肉类（脂肪含量16%~35%）	30	90	4.5	7.7	0.7	猪前臀尖、猪大排、猪肉（硬五花）等
畜肉类（脂肪含量≥85%）	10	90	0.2	8.9	0	肥肉、板油等
禽肉类	50	90	8.8	6.0	0.7	鸡、鸭、鹅、火鸡等
蛋类	60	90	7.6	6.6	1.6	鸡蛋、鸭蛋、鹅蛋、鹌鹑蛋等
水产类（综合）	90	90	14.8	2.9	1.7	常见淡水鱼、海水鱼、虾、蟹、贝类、海参等
鱼类	75	90	13.7	3.2	1.0	鲤鱼、草鱼、鲢鱼、鳙鱼、黄花鱼、带鱼、鲳鱼、鲈鱼等
虾蟹贝类	115	90	15.8	1.5	3.1	河虾、海虾、河蟹、海蟹、河蚌、蛤蜊、蛏子等

注：a. 表中给出的每份食品质量均为可食部的质量，必要时需进行换算。

b. 如果难以区分畜禽肉类食物种类（如混合肉），可按照畜禽肉类（综合）的质量进行搭配。内脏类（肚、舌、肾、肝、心、肫等）胆固醇含量高，食物营养成分差异较大，如换算每份相当于70g，换算后需复核营养素的变化是否符合要求。

食物份量图例（畜肉类 - 脂肪含量 ≤ 5%）

食物	重量	45°侧视图	俯视图
牛里脊 21.5cm 3# 盘			
牛里脊	80g		
猪瘦肉 21.5cm 3# 盘			
猪瘦肉			

食物份量图例（畜肉类 - 脂肪含量 6%~15%）

食物	重量	45°侧视图	俯视图
猪里脊 21.5cm 3# 盘	60g		
猪里脊			

食物份量图例（畜肉类 - 脂肪含量 16%~35%）

食物	重量	45°侧视图	俯视图
猪前臀尖 21.5cm 3# 盘	30g		
猪前臀尖			

4. 肉蛋水产品类
Meats, Eggs, and Aquatic Products

食物份量图例 (畜肉类 - 脂肪含量 ≥ 85%)			
食物	重量	45°侧视图	俯视图
猪肥肉 21.5cm 3# 盘	10g		
猪肥肉			

食物份量图例(禽肉类)

食物	重量	45°侧视图	俯视图
鸡胸肉 21.5cm 3# 盘	50g		
鸡胸肉			

食物份量图例 (蛋类)

食物	重量	45°侧视图	俯视图
鹌鹑蛋 15.5cm 2# 盘	**70g** (7 颗,可食部 60g)		
鸭蛋	**70g** (可食部 60g)		

食物份量图例（鱼类）

食物	重量	45°侧视图	俯视图
带鱼 15.5cm 2# 盘	105g （4段,可食部75g）		
三文鱼 21.5cm 3# 盘	75g		
三文鱼			

食物份量图例（虾蟹贝类）

食物	重量	45°侧视图	俯视图
蛤蜊 21.5cm 3# 盘	115g （49只）		
虾 15.5cm 2# 盘	115g （12只）		

5. 坚果类

Nuts

坚果类食物品种丰富，富含脂肪、蛋白质、矿物质和维生素，是日常膳食和食谱设计的有益补充。坚果按照种类主要分为树坚果和种子类，但每类坚果的营养成分差距很大，有的蛋白质更丰富，有的脂肪含量更高。为了方便同类食物的替换，且不影响最终膳食配餐的营养素配比和总能量结果，T/CNSS 020—2023《食物交换份》将坚果类食物按照碳水化合物和脂肪的比例分为 4 个类别，包括坚果类（综合）、淀粉类坚果（碳水化合物含量 ≥ 40%）、高脂类坚果（脂肪含量 ≥ 40%）、中脂类坚果（脂肪含量在 20%~40% 之间）。

坚果类食物属于高能量食物，适量摄入有益健康。推荐每周摄入坚果 50~70g（平均每天 10g 左右），注意根据淀粉和脂肪含量进行搭配选择。坚果类食物交换表见表 14。

表 14 坚果类食物交换表（90kcal/ 份）

食物种类	质量 [a]/ g	提供能量和营养成分				食物举例
		能量 / kcal	蛋白质 / g	脂肪 / g	碳水化合物 /g	
坚果类（综合）	20	90	3.2	5.8	6.5	常见的坚果、种子类
淀粉类坚果（碳水化合物含量 ≥ 40%）	25	90	2.5	0.4	16.8	板栗、白果、芡实、莲子
高脂类坚果（脂肪含量 ≥ 40%）	15	90	3.2	7.7	2.9	花生仁、西瓜子、松子、核桃、葵花子、南瓜子、杏仁、榛子、开心果、芝麻等
中脂类坚果（脂肪含量 20%~40%）	20	90	3.2	6.5	5.3	腰果、胡麻子、核桃（鲜）、白芝麻等

注：a. 表中给出的每份食品质量均为可食部的质量。

5. 坚果类
Nuts

食物份量图例（坚果类 - 综合）

食物	重量	45°侧视图	俯视图
坚果类（综合） 11cm 1# 盘	20g		

食物份量图例（淀粉类坚果 - 碳水化合物含量 ≥ 40%）

食物	重量	45°侧视图	俯视图
板栗 11cm 1# 盘	25g （5 颗）		
莲子 11cm 1# 盘	25g （14 颗）		

5. 坚果类
Nuts

食物份量图例（高脂类坚果 - 脂肪含量 ≥ 40%）

食物	重量	45°侧视图	俯视图
扁桃仁 11cm 1# 盘	15g （13 颗）		
瓜子 15.5cm 2# 盘	28.8g （可食部 15g）		
核桃 11cm 1# 盘	15g （4 颗）		
花生 11cm 1# 盘	15g （28 颗）		

5. 坚果类
Nuts

食物份量图例（高脂类坚果 - 脂肪含量 ≥ 40%）

食物	重量	45°侧视图	俯视图
开心果 11cm 1# 盘	18.2g (16 颗, 可食部 15g)		

食物份量图例（中脂类坚果 - 脂肪含量 20%~40%）

食物	重量	45°侧视图	俯视图
白芝麻 40ml 10# 勺	20g		
腰果 11cm 1# 盘	20g (13 颗)		

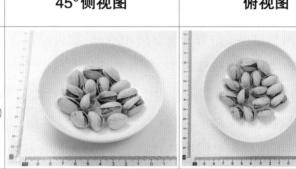

6. 大豆、乳及其制品
Soybeans, Milk, and Their Products

　　大豆、乳及其制品富含优质的蛋白质、脂肪等营养素，是中国居民平衡膳食的重要组成部分。《中国居民膳食指南（2022）》指出每天需要吃各种各样的奶制品，相当于液态奶 300ml，建议经常吃豆制品。大豆、乳及其制品种类丰富，品种多样，营养差异较大，因此根据制备方法和加工形式，将大豆、乳及其制品分为 11 个类别，包括大豆类、豆粉、豆腐（北豆腐、南豆腐）、豆皮豆干、豆浆、液态乳（全脂、脱脂）、发酵乳（全脂）、乳酪、乳粉。不同类别之间虽然营养差异较大，但营养素比例相近，因此在膳食配餐中，不同类别可以按照份数相互替换。

　　大豆、乳及其制品富含钙、优质蛋白质和 B 族维生素，应注意每天适量摄入乳及乳制品，经常摄入大豆及其制品。推荐每天饮奶 300ml 以上或相当量的奶制品，推荐每周摄入 105~175g 大豆或相当量的大豆制品。大豆、乳及其制品食物交换表见表 15。

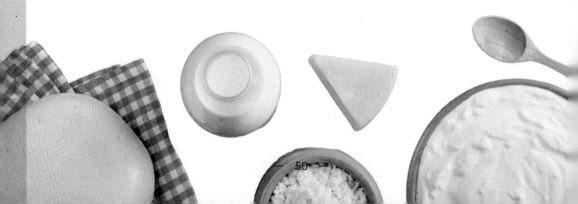

6. 大豆、乳及其制品
Soybeans, Milk, and Their Products

表 15　大豆、乳及其制品食物交换表（90kcal/ 份）

食物种类		质量 / g	提供能量和营养成分				食物举例
			能量 / kcal	蛋白质 / g	脂肪 / g	碳水化合物 /g	
大豆类		20	90	6.9	3.3	7.0	黄豆、黑豆、青豆
豆粉		20	90	6.5	3.7	7.5	黄豆粉
豆腐	北豆腐	90	90	11.0	4.3	1.8	北豆腐
	南豆腐	150	90	9.3	3.8	3.9	南豆腐
豆皮、豆干		50	90	8.5	4.6	3.8	豆腐干、豆腐丝、素鸡、素什锦等
豆浆		330	90	8.0	3.1	8.0	豆浆
液态乳	全脂	150	90	5.0	5.4	7.4	全脂牛奶等
	脱脂	265	90	9.3	0.8	12.2	脱脂牛奶等
发酵乳（全脂）		100	90	2.8	2.6	12.9	发酵乳
乳酪		25	90	5.6	7.0	1.9	奶酪、干酪
乳粉		20	90	4.0	4.5	10.1	全脂奶粉

6. 大豆、乳及其制品
Soybeans, Milk, and Their Products

食物份量图例（大豆类）

食物	重量	45°侧视图	俯视图
黄豆 30ml 9# 勺	20g		

食物份量图例（豆粉）

食物	重量	45°侧视图	俯视图
黄豆粉 40ml 10# 勺	20g		

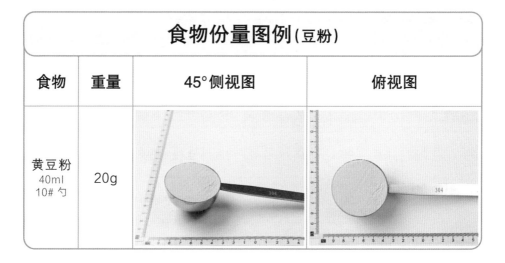

6. 大豆、乳及其制品
Soybeans, Milk, and Their Products

食物份量图例（豆腐）

食物	重量	45°侧视图	俯视图
北豆腐 15.5cm 2# 盘	90g		
南豆腐 15.5cm 2# 盘	150g		

食物份量图例（豆皮、豆干）

食物	重量	45°侧视图	俯视图
豆干 15.5cm 2# 盘	50g		

6. 大豆、乳及其制品
Soybeans, Milk, and Their Products

食物份量图例（豆浆）

食物	重量	45°侧视图	俯视图
豆浆	330g		

食物份量图例（液态乳）

食物	重量	45°侧视图	俯视图
全脂牛奶	150g		
脱脂牛奶	265g		

6. 大豆、乳及其制品
Soybeans, Milk, and Their Products

食物份量图例（发酵乳 - 全脂）

食物	重量	45°侧视图	俯视图
酸奶	100g		

食物份量图例（乳酪）

食物	重量	45°侧视图	俯视图
奶酪 11cm 1# 盘	25g		

食物份量图例 (乳粉)

食物	重量	45°侧视图	俯视图
全脂 乳粉 40ml 10# 勺	20g		

7. 油脂类
Grease

油脂类食物提供的是脂肪和脂溶性维生素。油脂类食物可分为植物油和动物油，不同油脂脂肪酸的构成不同，各具营养特点，因此建议经常更换烹调油的种类，使用多种植物油。根据特征性脂肪酸的含量和比例将油脂分为 5 个类别，包括饱和脂肪酸类、单不饱和脂肪酸类、多不饱和脂肪酸类、比例较均衡类和其他。不同类别提供的能量相同，脂肪酸比例不同，可以相互替换使用。

油脂类食物包括植物油和动物油，建议以植物油为主，推荐每天摄入烹调油 25~30g；在根据能量确定每份质量的同时应兼顾提供不同类别脂肪酸的能力。油脂交换表见表 16，表 17 有助于了解不同油脂的特征性脂肪酸及其含量水平。

表 16　油脂交换表（90kcal/ 份）

食物种类	质量 /g	提供能量和营养成分				食物举例
		能量 /kcal	蛋白质 /g	脂肪 /g	碳水化合物 /g	
油脂类	10	90	0	10.0	0	猪油、橄榄油、菜籽油、大豆油、玉米油、葵花籽油、稻米油、花生油等

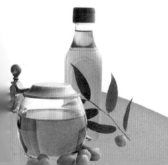

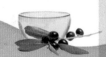

7. 油脂类
Grease

表 17　特征性脂肪酸的油脂来源

特征性脂肪酸	含量水平	油脂来源举例
饱和脂肪酸	≥ 70%	椰子油、棕榈仁油、类可可脂(65%)等
	≥ 45%	棕榈液油、猪油、牛油等
不饱和脂肪酸	≥ 70%	米糠油、稻米油、花生油等
单不饱和脂肪酸	≥ 70%	茶籽油、橄榄油等
	≥ 60%	菜籽油等
多不饱和脂肪酸	≥ 70%	亚麻籽油、核桃油、红花油、葡萄籽油等
	≥ 50%	大豆油、玉米油、葵花籽油等
DHA+EPA	—	以 DHA 为特征的鱼油等

注：DHA，二十二碳六烯酸；EPA，二十碳五烯酸。

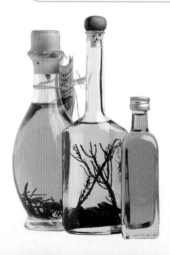

7. 油脂类
Grease

食物份量图例(油脂类)

食物	重量	45°侧视图	俯视图
猪油 0.63ml 1# 勺	1g		
猪油 10ml 6# 勺	10g		
橄榄油 1.25ml 2# 勺	1g		
橄榄油 15ml 7# 勺	10g		

7. 油脂类
Grease

食物份量图例（油脂类）			
食物	重量	45°侧视图	俯视图
花生油 1.25ml 2# 勺	1g		
花生油 15ml 7# 勺	10g		

8. 调味料类
Seasonings

调味料是膳食中钠的主要来源。《中国居民膳食指南（2022）》指出，我国多数居民钠摄入过多，增加高血压发生的风险，因此需要严格控制钠的摄入量。将调味料分为 8 个类别，包括食用盐、鸡精、味精、酱类（豆瓣酱、黄酱）、酱油、蚝油、咸菜类和腐乳，并按照钠含量进行了折算，使用了另一种调味料后，需要对应地减少食用盐的用量。

调味料的换算以提供相当于 1g 食盐或 400mg 钠的能力为基准，折算出不同调味料的相对质量，在使用时应注意控制盐或钠的摄入总量不超过推荐摄入量。成年人每天摄入食盐不超过 5g。调味料类盐含量换算表见表 18。

表 18 调味料类盐含量换算表（400mg 钠/份）

食物种类		质量/g	盐含量/g	钠含量/mg	举例
食用盐		1	1	400	精盐、海盐等
鸡精		2	1	400	鸡精类
味精		4.8	1	400	味精类
酱类	豆瓣酱等（高盐）	6	1	400	豆瓣酱、辣椒酱、蒜蓉辣酱等
	黄酱等（中盐）	16	1	400	黄酱、甜面酱、海鲜酱等
酱油		6.5	1	400	酱油，生抽、老抽等
蚝油		10	1	400	蚝油等
咸菜类		13	1	400	榨菜、酱八宝菜、腌雪里蕻、腌萝卜干等
腐乳		17	1	400	红腐乳、白腐乳、臭腐乳等

8. 调味料类
Seasonings

食物份量图例（调味料类）

食物	重量	45°侧视图	俯视图
盐 0.63ml 1# 勺	1g		
盐 1.25ml 2# 勺	2g		
鸡精 2.5ml 3# 勺	2g		

8. 调味料类
Seasonings

食物份量图例（调味料类）

食物	重量	45°侧视图	俯视图
味精 2.5ml 3# 勺	2.4g		
味精 7.5ml 5# 勺	4.8g		

8. 调味料类
Seasonings

食物份量图例（调味料类）

食物	重量	45°侧视图	俯视图
甜面酱 7.5ml 5# 勺	8g		
甜面酱 15ml 7# 勺	16g		
豆瓣酱 5ml 4# 勺	6g		

8. 调味料类
Seasonings

食物份量图例（调味料类）

食物	重量	45°侧视图	俯视图
酱油 7.5ml 5#勺	6.5g		
蚝油 7.5ml 5#勺	10g		
腐乳 20ml 8#勺	17g		
榨菜 20ml 8#勺	13g		

三、图谱使用说明

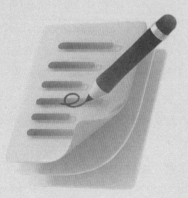

图谱使用说明

食物交换份的制定原则

◆ 食物交换份是将食物按照类别、营养特征分类，按照所提供能量或某营养成分相近的原则，进行同类食物之间交换的质量换算表。

◆ 以每提供 90kcal 能量为一"份"制定食物交换表，或以每提供 1g 盐（400mg 钠）为一"份"制定调味料换算表。

◆ 按食物主要原料分为谷薯杂豆类，蔬菜类，水果类，肉蛋水产品类，坚果类，大豆、乳及其制品类，油脂类及调味料类，共 8 类。

◆ 居民常消费的食物种类根据能量和宏量营养素含量水平计算得到每份食物的质量。

◆ 调味料根据钠含量水平计算得到相当于每份盐的质量。

食物交换份的使用原则

◆ 食物交换份法是用于膳食设计和营养配餐的一种简便方法。在已有的膳食设计或新建的配餐方法的基础上，根据各类食物交换表，确定食物种类及所需质量，做好不同能量需求下的合理膳食搭配。

◆ 以《中国居民膳食营养素参考摄入量（2023）》和《中国居民膳食指南（2022）》为依据，根据年龄、性别、体力活动和特殊需求确立每日所需的能量水平。

◆ 在合理膳食模式下，根据能量水平确立每日所需食物的种类及份数。

◆ 对照表 1~表 7 按份选择各类食物的具体种类和质量；调味料根据表 9 换算相当于盐的质量。

◆ 在设计一周或更长时间的食谱时，表 1~表 7 中同类食物不同种类间可以直接互换，但是非同类食物间的食物不宜互换。

◆ 进行膳食设计时应考虑能量平衡、食物多样、搭配合理。

拍摄用物品尺寸一览表

物品——勺子		45°侧视图	俯视图	备注
1#	0.63ml			用于 1g 盐的量取
2#	1.25ml			用于 2g 盐的量取
3#	2.5ml			用于 2g 鸡精及 2.4g 味精的量取
4#	5ml			用于 6g 豆瓣酱的量取
5#	7.5ml			用于 4.8g 味精、6.5g 酱油、10g 蚝油及 8g 甜面酱等的量取

拍摄用物品尺寸一览表

物品——勺子		45°侧视图	俯视图	备注
6#	10ml			用于 10g 猪油的量取
7#	15ml			用于 16g 甜面酱、10g 橄榄油及 10g 花生油的量取
8#	20ml			用于 17g 腐乳及 13g 榨菜的量取
9#	30ml			用于 25g 各种谷类、杂豆类、面粉类的量取,例如大米、三色藜麦、绿豆、玉米面等
10#	40ml			用于 20g 黄豆粉及 20g 奶粉的量取

拍摄用物品尺寸一览表

物品——盘子		45°侧视图	俯视图	备注
1#	直径 11cm			用于盛放各类坚果、果干等，例如核桃、无花果果干等
2#	直径 15.5cm			用于盛放各类肉类、干蘑、水果等，例如猪瘦肉、三文鱼、银耳、木耳、火龙果等
3#	直径 21.5cm			用于盛放体积较大的蔬菜，例如豇豆、口蘑等
4#	直径 23cm			用于盛放各种较长的蔬菜，例如菠菜、四季豆等

拍摄用物品尺寸一览表

物品——碗	45°侧视图	俯视图	备注
直径 9.5cm 高 5cm			用于盛放 75g 米饭

物品——杯子	45°侧视图	俯视图	备注
直径 8cm 高 7cm			用于量取各 类液体,例如 牛奶、酸奶、 豆浆等

附录

附录一　健康成人不同能量水平食谱

一日膳食（提供能量 1800kcal）	
食物和用量	重要建议
谷薯类　谷类 225g　薯类 50g	最好选择 1/3 的全谷类及杂豆食物
蔬菜水果类　蔬菜 400g　水果 200g	选择多种多样的蔬菜水果，深色蔬菜最好占到 1/2 以上
鱼禽蛋和瘦肉　畜禽肉 50g　水产品 50g　蛋类 40g	优先选择鱼和禽，要吃瘦肉，鸡蛋不要丢弃蛋黄
乳制品、大豆、坚果　大豆 15g　坚果 10g　乳制品 300g	每天吃奶制品，经常吃豆制品，适量吃坚果
烹调油、食盐　烹调油 25g　食盐 < 5g	培养清淡饮食习惯，少吃高盐和油炸食品

一日膳食（提供能量 2250kcal）	
食物和用量	**重要建议**
谷薯类 谷类 275g 薯类 75g	最好选择 1/3 的全谷 类及杂豆食物
蔬菜水果类 蔬菜 450g 水果 300g	选择多种多样的蔬菜 水果，深色蔬菜最好占 到 1/2 以上
鱼禽蛋和瘦肉 畜禽肉 75g 水产品 75g 蛋类 50g	优先选择鱼和禽，要 吃瘦肉，鸡蛋不要丢 弃蛋黄
乳制品、大豆、坚果 大豆 25g 坚果 10g 乳制品 300g	每天吃奶制品，经常吃 豆制品，适量吃坚果
烹调油、食盐 烹调油 25g 食盐 < 5g	培养清淡饮食习惯，少 吃高盐和油炸食品

一日膳食（提供能量2400kcal）		
食物和用量		**重要建议**
谷薯类	谷类300g（其中全谷物100g） 薯类100g	最好选择1/3的全谷类及杂豆食物
蔬菜水果类	蔬菜500g 水果350g	选择多种多样的蔬菜水果，深色蔬菜最好占到1/2以上
鱼禽蛋和瘦肉	畜禽肉75g 水产品75g 蛋类50g	优先选择鱼和禽，要吃瘦肉，鸡蛋不要丢弃蛋黄
乳制品、大豆、坚果	大豆25g 坚果10g 乳制品300g	每天吃奶制品，经常吃豆制品，适量吃坚果
烹调油、食盐	烹调油30g 食盐＜5g	培养清淡饮食习惯，少吃高盐和油炸食品

附录二 慢性病人群食谱举例

糖尿病食谱示例 1

餐次	食物名称和重量
早餐	三明治（鸡蛋 20g，芝士 5g，西红柿 25g，生菜 30g，全麦面粉 20g）
	豆浆（250ml）
	凉拌金瓜丝（南瓜 50g）
午餐	杂粮饭（玉米糁 25g，大米 75g）
	清蒸鲈鱼（鲈鱼 80g）
	木耳刀豆（木耳 25g，刀豆角 100g）
	韭黄豆干（韭黄 100g，豆腐干 25g）
	西红柿蛋汤（西红柿 50g，鸡蛋 25g）
下午加餐	鲜西梅（100g）
晚餐	杂粮饭（黑米 25g，大米 50g）
	五味鸡腿（鸡腿肉 50g，生姜 *3g）
	清炒芦笋（芦笋 100g）
	芹菜香干（芹菜 150g，香干 50g）
	菌菇汤（香菇 20g，白玉菇 20g）
油盐	全天总用量：植物油 20g，盐 4g

注：1. 本食谱可提供能量 1551kcal。蛋白质 88.53g，碳水化合物 206.08g，脂肪 47.27g；宏量营养素供能占总能量比例：蛋白质 22.82%，碳水化合物 49.76%，脂肪 27.42%。

2. 本食谱可提供膳食纤维 17.38g，钙 801.42mg，铁 26.28mg，钠 2339.54mg。
* 为食谱中用到的食药物质。

营养计算数据来源：NutriData 综合信息数据平台

糖尿病食谱示例 2

餐次	食物名称和重量
早餐	全麦馒头（全麦面粉 100g）
	低脂牛奶（200ml）
	煮鸡蛋（鸡蛋 50g）
	小黄瓜（50g）
午餐	杂粮饭（荞麦 20g，大米 50g）
	蒜炒空心菜（空心菜 100g）
	酸菜苦瓜炒肉（青椒 25g，苦瓜 75g，酸菜 10g，猪瘦肉 75g）
	黄花菜猪肝汤（黄花菜 50g，猪肝 25g）
下午加餐	猕猴桃（100g）
晚餐	杂粮饭（黑米 30g，大米 70g）
	三味茄子（茄子 100g，香菜 20g，猪瘦肉 50g）
	老姜肉片汤（木耳 5g，姜 *10g，猪瘦肉 25g）
	清炒福瓜（福瓜 150g）
油盐	全天总用量：植物油 20g，盐 5g

注：1. 本食谱可提供能量 1834kcal。蛋白质 92.19g，碳水化合物 277.88g，脂肪 43.56g；宏量营养素供能占总能量比例：蛋白质 20.11%，碳水化合物 58.51%，脂肪 21.38%。

2. 本食谱可提供膳食纤维 15.27g，钙 690.3mg，铁 28.8mg，钠 2477.56mg。

* 为食谱中用到的食药物质。

营养计算数据来源：NutriData 综合信息数据平台

高脂血症食谱示例 1

餐次	食物名称和重量
早餐	粳米豆浆（黄豆 20g，粳米 30g）
	煮鸡蛋（鸡蛋 50g）
	荷叶山楂饮（荷叶 *9g，山楂 *3g）
	胡萝卜拌笋丝（笋丝 100g，胡萝卜丝 20g）
茶饮	海带绿豆水（海带 15g，绿豆 15g）
午餐	杂粮米饭（黑米 10g，糙米 40g，小米 10g，高粱米 10g）
	滑炒鸡片（鸡肉 40g，淀粉 2g，葱 1 段，生姜 *1 片）
	凉拌蔬菜丁（胡萝卜 20g，豌豆 10g，菠菜 100g，金针菇 20g）
	鲫鱼山楂萝卜汤（鲫鱼 70g，白萝卜 50g，山楂 *6g）
下午加餐	苹果（200g），核桃仁（10g）
晚餐	荞麦面条（荞麦面粉 25g，面粉 80g）
	香菇西红柿烩羊肉 （香菇 20g，西红柿 100g，芹菜 200g，羊里脊肉 60g，柿子椒 20g）
	炒时蔬（生菜 200g）
	山楂黑木耳乌鸡汤（山楂 *6g，山药 *60g，干木耳 5g，乌鸡肉 40g）
油盐	全天总用量：大豆油 20g，盐 5g

注：1. 本食谱可提供能量 2073kcal。蛋白质 111.76g，碳水化合物 316.21g，脂肪 48.85g；宏量营养素供能占总能量比例：蛋白质 21.56%，碳水化合物 57.24%，脂肪 21.20%。

2. 本食谱可提供膳食纤维 24.43g，钙 846.04mg，铁 34.11mg，钠 2861.63mg。

* 为食谱中用到的食药物质。

营养计算数据来源：NutriData 综合信息数据平台

高脂血症食谱示例 2

餐次	食物名称和重量
早餐	香菇菜包（面粉 60g，小白菜 70g，香菇 5g）
	山楂小米粥（山楂 *3g，大枣 *3g，小米 25g）
	煮鸡蛋（鸡蛋 50g）
	脱脂牛奶（300ml）
	蒜片黄瓜（黄瓜 100g）
茶饮	荷叶山楂饮（荷叶 *9g，山楂 *3g）
午餐	杂粮米饭（黑米 5g，糙米 50g，小米 5g，高粱米 5g，青稞 10g）
	荷叶兔肉（荷叶 * 半张，兔肉 50g）
	炒时蔬（生菜 50g，芥兰 50g，茄子 50g，西葫芦 50g）
	归芪鸡汤（当归 *10g，黄芪 *6g，生姜 *2 片，鸡肉 50g）
下午加餐	苹果（200g）
晚餐	荞麦面条（荞麦面粉 50g，面粉 50g）
	平菇炒西蓝花（平菇 100g，西蓝花 100g，鸡胸肉 40g）
	芹菜炒胡萝卜粒（胡萝卜 100g，芹菜 200g）
	山楂鲫鱼汤（山楂 *6g，葛根 *15g，鲫鱼 80g）
油盐	全天总用量：大豆油 20g，盐 5g

注：1. 本食谱可提供能量 2029kcal。蛋白质 115.66g，碳水化合物 319.72g，脂肪 43.53g；宏量营养素供能占总能量比例：蛋白质 22.80%，碳水化合物 57.89%，脂肪 19.31%。
2. 本食谱可提供膳食纤维 39.59g，钙 1947.98mg，铁 45.82mg，钠 3296.46mg。
* 为食谱中用到的食药物质。

营养计算数据来源：NutriData 综合信息数据平台

高血压食谱示例 1

餐次	食物名称和重量
早餐	荷叶粥 (荷叶 *8g, 莲子 *10g, 粳米 60g)
	毛豆炒蛋 (毛豆 30g, 鸡蛋 50g)
	素炒马齿苋 (马齿苋 *100g)
	低脂牛奶 (200ml)
午餐	玉米饭 (玉米粒 25g, 大米 70g)
	黑豆橘皮鲫鱼汤 (黑豆 10g, 橘皮 *8g, 鲫鱼 50g)
	茶树菇炒里脊 (茶树菇 100g, 猪里脊肉 30g)
	蒜蓉丝瓜 (丝瓜 200g)
晚餐	燕麦饭 (燕麦 15g, 大米 40g)
	罗汉果冬瓜煲排骨 (罗汉果 *10g, 冬瓜 100g, 猪排骨 50g)
	莲藕海带焖鸭 (莲藕 65g, 海带 50g, 鸭肉 30g)
	清炒芥兰 (芥兰 200g)
油盐	全天总用量:植物油 20g, 盐 3g

注:1. 本食谱可提供能量 1976kcal。蛋白质 105.09g, 碳水化合物 287.05g, 脂肪 55.05g; 宏量营养素供能占总能量比例:蛋白质 21.27%, 碳水化合物 53.66%, 脂肪 25.07%。
2. 本食谱可提供膳食纤维 14.48g, 钙 1018.42mg, 铁 25.58mg, 钠 1848.24mg。
* 为食谱中用到的食药物质。

营养计算数据来源:NutriData 综合信息数据平台

高血压食谱示例 2

餐次	食物名称和重量
早餐	燕麦花生汤(燕麦 50g,花生 10g)
	煮鸭蛋(鸭蛋 70g)
	炒四季豆(四季豆 50g,胡萝卜 50g)
午餐	芋头饭(大米 100g,芋头 30g)
	海鲜焖豆腐(豆腐 60g,海蛎 10g,蛏子 10g,猪肉 10g,圆白菜 10g,香菇 5g)
	冬瓜干贝汤(冬瓜 30g,干贝 3g)
	清炒空心菜(空心菜 130g)
	姜母鸭(鸭肉 60g,鸭血 40g,生姜 *30g)
下午加餐	番石榴(150g)
晚餐	红薯饭(大米 100g,红薯 30g)
	清蒸鳜鱼(鳜鱼 100g)
	辣炒马蹄笋(马蹄笋 100g,木耳 15g,胡萝卜 15g)
	杂菇汤(西红柿 50g,平菇 10g,金针菇 10g,口蘑 10g,香菇 5g,羊肚菌 5g)
	清炒苋菜(苋菜 130g)
油盐	全天总用量:植物油 20g,盐 3g

注:1. 本食谱可提供能量 1991kcal。蛋白质 94.06g,碳水化合物 287.84g,脂肪 59.48g;宏量营养素供能占总能量比例:蛋白质 18.89%,碳水化合物 54.23%,脂肪 26.88%。
2. 本食谱可提供膳食纤维 25.94g,钙 738.12mg,铁 39.47mg,钠 1825.17mg。
* 为食谱中用到的食药物质。

营养计算数据来源:NutriData 综合信息数据平台

肾病食谱示例 1（慢性肾脏病 1~2 期）

餐次	食物名称和重量
早餐	山药丝饼（鲜山药 *200g，小麦淀粉 40g）
	牛奶（250ml）
	西芹拌腐竹（西芹 50g，腐竹 5g）
加餐	甜瓜（200g）
午餐	杂粮米饭（低蛋白大米 50g，甜玉米粒 40g，小米 10g，茯苓粉 *10g）
	白菜猪肉粉条炖豆腐（大白菜 100g，豆腐 60g，粉条 25g，猪五花肉 20g）
	清炒油麦菜（油麦菜 100g）
下午加餐	核桃（10g）
晚餐	馒头（面粉 35g，小麦淀粉 35g）
	小鸡炖蘑菇（粉条 25g，鸡肉 25g，榛蘑 15g）
	青椒炒蛋（柿子椒 150g，鸡蛋 50g）
油盐	全天总用量：植物油 30g，盐 3g

注：1. 本食谱适用于慢性肾脏病 1~2 期人群，可提供能量 1811kcal。蛋白质 47g，碳水化合物 270g，脂肪 66g；宏量营养素供能占总能量比例：蛋白质 10%，碳水化合物 57%，脂肪 33%。
2. 本食谱可提供膳食纤维 16.31g，磷 808mg，钾 2054.32mg，钠 1776.55mg。
* 为食谱中用到的食药物质。

营养计算数据来源：NutriData 综合信息数据平台

肾病食谱示例 2（慢性肾脏病 1~2 期）

餐次	食物名称和重量
早餐	豆浆（200ml）
	烤饼（面粉 30g）
	煎鸡蛋（鸡蛋 50g）
	凉拌瓜条（黄瓜 50g）
加餐	苹果（200g）
午餐	低蛋白大米饭（低蛋白大米 75g，大米 25g）
	拌菠菜（菠菜 100g）
	红烧肉烩白萝卜粉丝（白萝卜 100g，猪五花肉 25g，粉丝 20g）
下午加餐	冲无糖藕粉（无糖藕粉 50g）
晚餐	蒸饺（荠菜 150g，猪瘦肉 45g，小麦淀粉 40g，面粉 25g）
	黑芝麻醋拌木耳（黑芝麻 *2g，干木耳 10g）
	拌青椒洋葱片（柿子椒 50g，洋葱 50g）
油盐	全天总用量：植物油 30g，盐 3g

注：1. 本食谱适用于慢性肾脏病 1~2 期人群，可提供能量 1809kcal。蛋白质 48g，
碳水化合物 283g，脂肪 51g；宏量营养素供能占总能量比例：蛋白质 11%，碳
水化合物 60%，脂肪 29%。
2. 本食谱可提供膳食纤维 16.17g，磷 735mg，钾 2177mg，钠 1509mg。
* 为食谱中用到的食药物质。

营养计算数据来源：NutriData 综合信息数据平台

肥胖食谱示例 1

餐次	食物名称和重量
早餐	蒸山药 + 紫薯(鲜山药 *80g,紫薯 80g)
	脱脂牛奶(200ml)
	香菜水炒蛋(鸡蛋 55g,香菜 10g)
	拍黄瓜(黄瓜 80g)
加餐	樱桃番茄(80g)
午餐	杂粮饭(藜麦 20g,薏苡仁 *20g,大米 30g)
	蒜香草头(草头 130g,大蒜 5g)
	春笋肉片(春笋 80g,猪瘦肉 15g)
	盐水虾(明虾 50g,生姜 *5g)
	紫菜汤(紫菜 [干]5g)
下午加餐	草莓(80g)
晚餐	燕麦饭(燕麦 30g,大米 30g)
	清炒平菇(平菇 80g)
	凉拌马兰头(香干 10g,马兰头 100g)
	豆豉蒸鲈鱼(鲈鱼 60g,生姜 *5g,淡豆豉 *8g)
	西红柿汤(西红柿 25g)
油盐	全天总用量:植物油 15g,盐 4g

注:1. 本食谱适用于成人减重初期,低能量食谱(-500kcal)。
  2. 本食谱可提供能量 1217kcal。蛋白质 70.97g,碳水化合物 173.11g,脂肪 29.96g;宏量营养素供能占总能量比例:蛋白质 23.34%,碳水化合物 54.50%,脂肪 22.16%。膳食纤维 15.58g,钙 1 129.35mg,铁 44.96mg,钠 2 136.18mg。
  * 为食谱中用到的食药物质。

营养计算数据来源:NutriData 综合信息数据平台

肥胖食谱示例 2

餐次	食物名称和重量
早餐	香葱鸡蛋软饼(全麦面粉 25g,牛奶 100ml,鸡蛋 50g,香葱 10g)
	胡萝卜鲍菇炒青笋(胡萝卜 20g,杏鲍菇 50g,青笋 80g)
	水果奶昔(红心火龙果 100g,无糖酸奶 150g)
午餐	芡实燕麦糙米饭(黑米 40g,芡实 *10g,燕麦米 10g)
	肉末豆腐蒸槐花(猪肉 20g,北豆腐 20g,槐花 *100g)
	蒜蓉拍黄瓜(嫩黄瓜 150g)
	虾皮冬瓜紫菜汤(虾皮 3g,冬瓜 150g,紫菜 [干]3g,香菜 5g)
下午加餐	杨桃(200g)
晚餐	蒸土豆南瓜(黄瓤土豆 100g,栗面南瓜 100g)
	仔姜桔梗拌西葫芦(泡仔姜 *20g,桔梗 *20g,西葫芦 100g)
	香菇蒸仔鸡(鸡腿肉 70g,香菇 [干]20g,莲子 *20g)
	赤豆薏米水(赤小豆 *5g,薏苡仁 *5g)
油盐	全天总用量:植物油 15g,盐 4g

注: 1. 本食谱适用于成人减重初期,低能量食谱(-500kcal)。
   2. 本食谱可提供能量 1 149kcal。蛋白质 55.32g,碳水化合物 156.05g,脂肪 37.39g;宏量营养素供能占总能量比例:蛋白质 19.26%,碳水化合物 51.45%,脂肪 29.29%。膳食纤维 13.58g,钙 534.13mg,铁 15.41mg,钠 2015.19mg。
   * 为食谱中用到的食药物质。

营养计算数据来源:NutriData 综合信息数据平台

附录三 常见各类食物的营养成分

以下各类食物成分表中:

x̄ 表示代表值,几条相同食物数据计算得到的中位数或均数。

— 表示未检测,理论上食物中应该存在一定量的该种成分,但未实际检测。

Tr 表示未检出或微量,低于目前应用的检测方法的检出限或未检出。

（以每 100g 可食部计）

Food code 食物编码	Food name 食物名称	Edible 食部 %	Water 水分 g	Energy 能量 kcal	Energy 能量 KJ	Protein 蛋白质 g	Fat 脂肪 g	CHO 碳水化合物 g	膳食纤维 (Dietary fiber) 不溶性 (Insoluble) g	Cholesterol 胆固醇 mg	Ash 灰分 g	Vitamin A 总维生素A μgRAE	Carotene 胡萝卜素 μg	Retinol 视黄醇 μg	Thiamin 硫胺素 mg	Riboflavin 核黄素 mg
012001X	稻米(代表值)	100	13.3	346	1453	7.9	0.9	77.2	0.6	0	0.7	0	0	0	0.15	0.04
011201X	小麦粉(代表值)	100	11.2	359	1512	12.4	1.7	74.1	0.8	0	0.7	0	0	0	0.20	0.06
013104	玉米面(白)	100	13.4	352	1475	8.0	4.5	73.1	6.2	0	1.0	—	—	—	0.34	0.06
013109	玉米面(黄)	100	11.2	350	1483	8.5	1.5	78.4	—	0	0.4	3	40	0	0.07	0.04
011404X	馒头(代表值)	100	43.9	223	934	7.0	1.1	47.0	1.3	0	1.0	—	—	—	0.04	0.05
011401	花卷	100	45.7	214	895	6.4	1.0	45.6	1.5	0	1.3	—	—	0	Tr	0.02
011403	烙饼(标准粉)	100	36.4	258	1082	7.5	2.3	52.9	1.9	0	0.9	—	—	0	0.02	0.04
011407	烧饼(加糖)	100	25.9	298	1245	8.0	2.1	62.7	2.1	0	1.3	—	—	0	Tr	0.01
011305X	面条(生,代表值)	100	24.2	301	1262	8.9	0.6	65.6	0.8	0	0.8	—	—	0	0.22	0.07
152301	面包(叉)	100	27.4	313	1308	8.3	5.1	58.6	0.5	—	0.6	—	—	—	0.03	0.06
012401X	米饭(蒸,代表值)	100	70.9	116	486	2.6	0.3	25.9	0.3	0	0.3	0	0	0	0.02	0.03
012402	粳米饭(蒸)	100	70.6	118	492	2.6	0.3	26.2	0.2	0	0.3	0	0	0	Tr	0.03
012408	籼米饭(蒸)	100	70.1	117	497	3.0	0.4	26.4	—	0	0.1	0	0	0	0.01	0.01
012216	糙米	100	13.4	348	1475	7.7	2.7	75.0	3.4	0	1.2	Tr	Tr	0	0.38	0.04
011101	小麦	100	10.0	338	1416	11.9	1.3	75.2	10.8	0	1.6	0	0	0	0.40	0.40
013108	玉米粒(黄,干)	100	11.8	327	1382	8.0	0.8	79.2	—	0	0.2	8	100	0	0.03	0.10
019001	高粱米	100	10.3	360	1505	10.4	3.1	74.7	4.3	0	1.5	8	0	0	0.29	0.02
015101	小米	100	11.6	361	1511	9.0	3.1	75.1	1.6	0	1.2	8	100	0	0.33	0.10
019005	荞麦	100	13.0	337	1410	9.3	2.3	73.0	6.5	0	2.4	2	20	0	0.28	0.10
015202	黄米	100	11.1	351	1469	9.7	1.5	76.9	4.4	0	0.8	—	—	0	0.09	0.16
019012	燕麦	100	10.2	338	1433	10.1	0.2	77.4	6.0	0	2.1	Tr	Tr	0	0.46	0.13
014202	青稞	100	12.4	342	1432	8.1	1.5	75.0	1.8	0	3.0	0	0	0	0.34	0.07
032101	绿豆(干)	100	12.3	329	1376	21.6	0.8	62.0	6.4	0	3.3	11	130	0	0.25	0.11
033101	赤小豆(干)[小豆,红小豆]	100	12.6	324	1357	20.2	0.6	63.4	7.7	0	3.2	7	80	0	0.16	0.11

谷薯杂豆类

Cereals, Potatoes, and Beans

（以每100g 可食部计）

食物编码 Food code	食物名称 Food name	烟酸 Niacin mg	维生素C Vitamin C mg	维生素E (Vitamin E) Total mg	α-E mg	(β+γ)-E mg	δ-E mg	钙 Ca mg	磷 P mg	钾 K mg	钠 Na mg	镁 Mg mg	铁 Fe mg	锌 Zn mg	硒 Se μg	铜 Cu mg	锰 Mn mg	备注 Remark
012001X	稻米(代表值)	2.00	0	0.33	0.18	0.17	0.43	8	112	112	1.8	31	1.1	1.54	2.83	0.25	1.13	—
011201X	小麦粉(代表值)	1.57	0	0.61	0.39	0.32	0.66	28	136	185	14.1	53	1.4	0.69	7.10	0.23	0.37	—
013104	玉米面(白)	3.00	0	0.94	5.76	0.19	6.89	12	187	276	0.5	111	1.3	1.22	1.58	0.23	0.40	北京
013109	玉米面(黄)	0.80	0	Tr	0.52	0.46	0.98	22	196	249	2.3	84	0.4	0.08	2.68	0.01	0.02	—
011404X	馒头(代表值)	—	0	0.35	0.30	Tr	0.65	38	107	138	165.1	30	1.8	0.71	8.45	0.10	0.78	—
011401	花卷	1.10	0	—	—	—	—	19	72	83	95.0	12	0.4	Tr	6.17	0.09	—	武汉
011403	烙饼(标准粉)	—	0	0.30	0.73	Tr	1.03	20	146	141	149.3	51	2.4	0.94	7.50	0.15	1.15	北京
011407	烧饼(加糖)	1.10	0	0.21	0.18	Tr	0.39	51	105	122	62.5	26	1.6	0.36	12.16	0.15	—	武汉
011305X	面条(生,代表值)	1.80	0	0.09	0.43	Tr	0.47	12	139	123	21.4	42	4.3	1.09	6.59	0.15	0.71	—
152301	面包(x)	1.70	—	0.38	0.36	0.92	1.66	49	107	88	230.4	31	2.0	0.75	3.15	0.27	0.37	—
012401X	米饭(蒸,代表值)	1.90	0	—	—	—	—	7	62	30	2.5	15	1.3	0.92	0.40	0.06	0.58	—
012402	粳米饭(蒸)	2.00	0	—	—	—	—	7	62	39	3.3	20	2.2	1.36	0.40	0.08	0.85	北京
012408	籼米饭(蒸)	1.70	0	Tr	Tr	Tr	Tr	6	15	21	1.7	10	0.1	0.14	1.13	0.01	0.02	—
122216	糙米	—	0	1.09	0.23	0	1.32	10	304	230	5.4	123	1.8	1.79	—	0.24	3.04	河南
011101	小麦	4.00	0	1.48	0.24	0.10	1.82	34	325	289	6.8	4	5.1	2.33	4.05	0.43	3.10	—
013108	玉米粒(黄,干)	0.56	0	Tr	Tr	0.38	0.38	—	—	—	—	—	—	—	1.24	—	—	—
019001	高粱米	1.60	0	1.80	0.08	Tr	1.88	22	329	281	6.3	129	6.3	1.64	2.83	0.53	1.22	—
015101	小米	1.50	0	Tr	Tr	3.63	3.63	41	229	284	4.3	107	5.1	1.87	4.74	0.54	0.89	—
019005	荞麦	2.20	0	0.36	3.99	0.05	4.40	47	297	401	4.7	258	6.2	3.62	2.45	0.56	2.04	—
015202	黄米	1.30	0	Tr	3.24	1.37	4.61	—	—	—	3.3	—	—	2.07	—	0.90	0.23	—
019012	燕麦	—	0	0.91	0.54	0.37	Tr	58	342	356	2.1	116	2.9	1.75	—	0.21	3.91	青海
014202	青稞	6.70	0	0.72	0.24	Tr	0.96	113	405	644	77.0	65	40.7	2.38	4.60	5.13	2.08	青海
032101	绿豆(干)	2.00	—	Tr	10.66	0.29	10.95	81	337	787	3.2	125	6.5	2.18	4.28	1.08	1.11	—
033101	赤小豆(干)[小豆,红小豆]	2.00	—	Tr	6.01	8.35	14.36	74	305	860	2.2	138	7.4	2.20	3.80	0.64	1.33	北京

Cereals, Potatoes, and Beans

（以每 100g 可食部计）

食物编码 Food code	食物名称 Food name	食部 Edible %	水分 Water g	能量 Energy kcal	能量 Energy KJ	蛋白质 Protein g	脂肪 Fat g	碳水化合物 CHO g	膳食纤维 (Dietary fiber) 不溶性 (Insoluble) g	胆固醇 Cholesterol mg	灰分 Ash g	总维生素A Vitamin A µgRAE/µgRE	胡萝卜素 Carotene µg	视黄醇 Retinol µg	硫胺素 Thiamin mg	核黄素 Riboflavin mg
034103	芸豆（干，白)	100	14.4	315	1320	23.4	1.4	57.2	9.8	0	3.6	—	—	0	0.18	0.26
035101	蚕豆（干)	100	13.2	338	1414	21.6	1.0	61.5	1.7	0	2.7	—	—	0	0.09	0.13
039301	豌豆（干)	100	10.4	334	1395	20.3	1.1	65.8	10.4	0	2.4	21	250	0	0.49	0.14
039201	眉豆（干)[饭豇豆]	100	12.0	334	1395	18.6	1.1	65.6	6.6	0	2.7	—	—	0	0.15	0.18
022203	粉条	100	14.3	338	1416	0.5	0.1	84.2	0.6	0	0.9	—	—	0	0.01	Tr
022201	粉丝	100	15.0	338	1413	0.8	0.2	83.7	1.1	0	0.3	—	—	0	0.03	0.02
022104	团粉[浆粉]	100	12.6	348	1454	1.5	Tr	85.8	0.8	0	0.1	—	—	0	0.01	Tr
022103	玉米淀粉	100	13.5	346	1446	1.2	0.1	85.0	0.1	0	0.2	—	—	0	0.03	0.04
022110	淀粉（马铃薯)	100	17.4	332	1389	0.1	0.1	82.0	0	0	0.2	0	0	0	0	0
022111	淀粉（甘薯)	100	15.1	342	1431	0.1	0.2	84.4	0	0	0.2	0	0	0	0	0
142101	蛋糕(x)	100	18.6	348	1456	8.6	5.1	67.1	0.4	—	0.6	70/86	190	54	0.09	0.09
142314	江米条	100	4.0	440	1840	5.7	11.7	78.1	0.4	—	0.5	—Tr	—	Tr	0.18	0.03
011409	油条	100	21.8	388	1624	6.9	17.6	51.0	0.9	—	2.7	63	750	0	0.01	0.07
011408	油饼	100	24.8	403	1687	7.9	22.9	42.4	2.0	—	2.0	—	—	0	0.11	0.05
021101	马铃薯[土豆,洋芋]	94	78.6	81	343	2.6	0.2	17.8	1.1	0	0.8	1	6	0	0.10	0.02
021201	甘薯(白心)[红皮山药]	86	72.6	106	444	1.4	0.2	25.2	1.0	0	0.6	18	220	0	0.07	0.04
021205	甘薯(红心)[山芋,红薯]	90	83.4	61	260	0.7	0.2	15.3	—	0	0.4	63	750	0	0.05	0.01
021301	木薯	99	69.0	119	498	2.1	0.3	27.8	1.6	0	0.8	—	—	0	0.21	0.09
047104	山药（鲜)[薯蓣,大薯]	83	84.8	57	240	1.9	0.2	12.4	0.8	0	0.7	2	—	0	0.05	0.02
047203	芋头[芋艿,毛芋]	88	85.0	56	236	1.3	0.2	12.7	1.0	0	0.8	1	20	0	0.05	0.02
047101	大薯（鲜)[参薯]	74	72.1	108	450	2.1	0.2	24.9	1.1	0	0.7	—	14	0	0.05	—
047102	豆薯（鲜)[凉薯,地瓜,沙葛]	91	85.2	56	236	0.9	0.1	13.4	0.8	0	0.4	—	—	0	0.03	0.03

食物编码 Food code	食物名称 Food name	烟酸 Niacin mg	维生素C Vitamin C mg	维生素E (Vitamin E) Total mg	α-E mg	(β+γ)-E mg	δ-E mg	钙 Ca mg	磷 P mg	钾 K mg	钠 Na mg	镁 Mg mg	铁 Fe mg	锌 Zn mg	硒 Se μg	铜 Cu mg	锰 Mn mg	备注 Remark
034103	芸豆(干,白)	2.40	—	6.16	—	—	Tr	—	—	—	—	—	—	—	—	—	—	甘肃
035101	蚕豆(干)	1.90	2.0	1.60	0.98	0.62	Tr	31	418	1117	86.0	57	8.2	3.42	1.30	0.99	1.09	青海
039301	豌豆(干)	2.40	—	8.47	Tr	8.28	0.19	97	259	823	9.7	118	4.9	2.35	1.69	0.47	1.15	
039201	眉豆(干)[饭豇豆]	2.10	—	12.29	Tr	4.89	7.40	60	310	525	86.5	171	5.5	4.70	2.89	0.86	2.14	广东
022203	粉条	0.10	0	—	—	—	—	35	23	18	9.6	11	5.2	0.83	2.18	0.18	0.16	
022201	粉丝	0.40	0	—	—	—	—	31	16	18	9.3	11	6.4	0.27	3.39	0.05	0.15	
022104	团粉[芡粉]	0.20	—	—	—	—	—	34	25	16	13.3	14	3.6	0.18	0.37	0.06	0.08	
022103	玉米淀粉	1.10	—	—	—	—	—	18	25	8	6.3	6	4.0	0.09	0.70	0.07	0.05	
022110	淀粉(马铃薯)	0	0	—	—	—	—	22	40	32	50.0	—	1.8	—	—	—	—	
022111	淀粉(甘薯)	0.10	0	—	—	—	—	62	14	7	3.0	—	2.6	—	—	—	—	
142101	蛋糕(均)	0.80	—	2.80	1.84	0.96	Tr	39	130	77	67.8	24	2.5	1.01	14.07	1.21	1.00	
142314	江米条	2.5	—	14.32	3.86	7.10	3.36	33	56	68	46.5	31	2.5	0.84	6.26	0.19	0.71	北京
011409	油条	0.70	0	3.19	2.74	0.31	0.14	6	77	227	585.2	19	1.0	0.75	8.60	0.19	0.52	—
011408	油饼	—	0	13.72	12.21	1.38	0.13	46	124	106	572.5	13	2.3	0.97	10.60	0.27	0.71	北京
021101	马铃薯[土豆,洋芋]	1.10	14.0	0.34	0.08	0.10	0.16	7	46	347	5.9	24	0.4	0.30	0.47	0.09	0.10	
021201	甘薯(白心)[红皮山芋]	0.60	24.0	0.43	0.43	Tr	Tr	24	46	174	58.2	17	0.8	0.22	0.63	0.16	0.21	
021205	甘薯(红心)[山芋,红薯]	0.20	4.0	0.28	0.28	Tr	Tr	18	26	88	70.9	17	0.2	0.16	0.22	0.05	0.08	
021301	木薯	1.20	35.0	—	—	—	—	88	50	764	8.0	66	2.5	—	—	—	—	
047104	山药(鲜)[薯蓣,大薯]	0.30	5.0	0.24	0.24	Tr	Tr	16	34	213	18.6	20	0.3	0.27	0.55	0.24	0.12	
047203	芋头(鲜)[芋艿,毛芋]	0.28	1.5	Tr	Tr	Tr	Tr	11	50	25	5.5	19	0.3	0.19	0.91	0.06	0.30	
047101	大薯(鲜)[参薯]	0.50	—	0.25	0.25	Tr	Tr	10	45	Tr	—	16	0.8	0.38	0.74	0.17	—	广东
047102	豆薯(鲜)[凉薯、地瓜、沙葛]	0.30	13.0	0.86	0.32	0.45	0.09	21	24	111	5.5	14	0.6	0.23	0.16	0.07	0.11	

（以每 100g 可食部计）

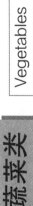

食物编码 Food code	食物名称 Food name	食部 Edible %	水分 Water g	能量 Energy kcal	KJ	蛋白质 Protein g	脂肪 Fat g	碳水化合物 CHO g	膳食纤维 (Dietary fiber) 不溶性 (Insoluble) g	胆固醇 Cholesterol mg	灰分 Ash g	总维生素 A Vitamin A μgRAE	胡萝卜素 Carotene μg	视黄醇 Retinol μg	硫胺素 Thiamin mg	核黄素 Riboflavin mg
045125	油菜	96	95.6	14	57	1.3	0.5	2.0	—	0	0.9	90	1 083	0	0.02	0.05
045331	芹菜(茎)[旱芹,药芹]	100	95.4	13	55	0.4	0.2	3.1	1.0	0	0.9	2	18	0	0.01	0.02
045111	乌菜[乌塌菜,塌棵菜]	89	91.8	28	117	2.6	0.4	4.2	1.4	0	1.0	84	1 010	0	0.06	0.11
045301	菠菜(鲜)[赤根菜]	89	91.2	28	116	2.6	0.3	4.5	1.7	0	1.4	243	2 920	0	0.04	0.11
045122	鸡毛菜	100	93.5	19	79	2.7	0.2	2.6	—	0	1.0	69	826	0	0.04	0.09
045317	香菜(鲜)[芫荽]	81	90.5	33	139	1.8	0.4	6.2	1.2	0	1.1	97	1 160	0	0.04	0.14
045328	樱桃萝卜缨	100	94.0	14	59	2.0	0.1	2.7	2.3	0	1.2	120	1 440	0	0.04	0.09
045322	茴香(鲜)[小茴香]	86	91.2	27	114	2.5	0.4	4.2	1.6	0	1.7	201	2 410	0	0.06	0.09
045319	苋菜(绿,鲜)	74	90.2	30	123	2.8	0.3	5.0	2.2	0	1.7	176	2 110	0	0.03	0.12
045320	苋菜(紫,鲜)[红苋]	73	88.8	35	146	2.8	0.4	5.9	1.8	0	2.1	124	1 490	0	0.03	0.10
045101X	大白菜(代表值)	89	94.4	20	82	1.6	0.2	3.4	0.9	0	0.7	7	80	0	0.05	0.04
045121	奶白菜	100	92.6	21	89	2.7	0.2	3.3	1.5	0	1.2	95	1 141	0	0.02	0.10
045201	圆白菜[卷心菜]	86	93.2	24	101	1.5	0.2	4.6	1.0	0	0.5	6	70	0	0.03	0.03
045123	娃娃菜	97	95.0	13	52	1.9	0.2	2.4	—	0	0.7	4	48	0	0.04	0.03
045216	菜花(白色)[花椰菜]	82	93.2	20	83	1.7	0.2	4.2	2.1	0	0.7	1	11	0	0.04	0.04
045405	冬笋(鲜)	39	88.1	42	174	4.1	0.1	6.5	0.8	0	1.2	7	80	0	0.08	0.08
045401	竹笋(鲜)	63	92.8	23	96	2.6	0.2	3.6	1.8	0	0.8	—	—	0	0.08	0.08
043101X	茄子(代表值)	93	93.4	23	97	1.1	0.2	4.9	1.3	0	0.4	4	50	0	0.02	0.04
043119	番茄[西红柿]	97	95.2	15	62	0.9	0.2	3.3	—	0	0.4	31	375	0	0.02	0.01
043124	甜椒[灯笼椒,柿子椒]	82	94.6	18	77	1.0	0.2	3.8	—	0	0.4	6	76	0	0.02	0.02
043123-	辣椒(青,尖)	91	93.4	22	91	0.8	0.3	5.2	—	0	0.3	8	98	0	0.02	0.02
043218	西葫芦	73	94.9	19	79	0.8	0.2	3.8	0.6	0	0.3	3	30	0	0.01	0.03
043208	黄瓜(鲜)[胡瓜]	92	95.8	16	65	0.8	0.2	2.9	0.5	0	0.3	8	90	0	0.02	0.03
043228	丝瓜	83	94.1	20	82	1.3	0.2	4.0	—	0	0.4	13	155	0	0.02	0.04

蔬菜类 Vegetables

（以每100g可食部计）

食物编码 Food code	食物名称 Food name	烟酸 Niacin mg	维生素C Vitamin C mg	维生素E (Vitamin E) Total mg	α-E mg	(β+γ)-E mg	δ-E mg	钙 Ca mg	磷 P mg	钾 K mg	钠 Na mg	镁 Mg mg	铁 Fe mg	锌 Zn mg	硒 Se μg	铜 Cu mg	锰 Mn mg	备注 Remark
045125	油菜	0.55	—	Tr	Tr	Tr	Tr	148	23	175	73.7	25	0.9	0.31	0.73	0.03	0.23	
045331	芹菜(茎)[旱芹·药芹]	0.22	2.0	Tr	Tr	Tr	Tr	15	13	128	166.4	16	0.2	0.14	0.07	0.03	0.04	
045111	乌塌菜[乌塌菜·塌棵菜]	1.10	45.0	1.16	Tr	0.16	1.00	186	53	154	115.5	24	3.0	0.70	0.50	0.13	0.36	
045301	菠菜(鲜)[赤根菜]	0.60	32.0	1.74	1.46	0.28	Tr	66	47	311	85.2	58	2.9	0.85	0.97	0.10	0.66	
045122	鸡毛菜	0.61	24.0	0.30	0.30	Tr	Tr	78	25	230	62.7	35	2.1	0.31	0.24	0.03	0.26	
045317	香菜(鲜)[芫荽]	2.20	48.0	0.80	0.68	0.12	Tr	101	49	272	48.5	33	2.9	0.45	0.53	0.21	0.28	
045328	樱桃萝卜缨	0.26	14.0	1.40	1.40	Tr	Tr	56	50	126	111.3	45	3.9	0.40	0.58	0.03	0.51	北京
045322	茴香(鲜)[小茴香]	0.80	26.0	0.94	0.31	Tr	0.63	154	23	149	186.3	46	1.2	0.73	0.77	0.04	0.31	
045319	苋菜(绿,鲜)	0.80	47.0	0.36	0.15	0.14	0.07	187	59	207	32.4	119	5.4	0.80	0.52	0.13	0.78	
045320	苋菜(紫,鲜)[红苋]	0.60	30.0	1.54	0.88	0.66	Tr	178	63	340	42.3	38	2.9	0.70	0.09	0.07	0.35	
045101X	大白菜(代表值)	0.65	37.5	0.36	0.36	Tr	Tr	57	33	134	68.9	12	0.8	0.46	0.57	0.06	0.19	
045121	奶白菜	0.59	37.4	0.16	0.16	Tr	Tr	66	55	126	170.2	41	1.0	0.28	0.43	0.05	0.24	北京
045201	圆白菜[卷心菜]	0.40	40.0	0.50	0.21	0.21	0.08	49	26	124	27.2	12	0.6	0.25	0.96	0.04	0.18	
045123	娃娃菜	0.61	12.0	Tr	Tr	Tr	Tr	78	58	278	19.3	17	0.4	0.35	0.16	0.03	0.13	北京
045216	菜花(白色)[花椰菜]	0.32	32.0	Tr	Tr	Tr	Tr	31	32	206	39.2	18	0.4	0.17	2.86	0.02	0.09	北京
045405	冬笋(鲜)	0.60	1.0	—	—	—	—	22	56	—	—	—	0.1	—	—	—	—	
045401	竹笋(鲜)	0.60	5.0	0.05	0.03	0.02	Tr	9	64	389	0.4	1	0.5	0.33	0.04	0.09	1.14	北京
043101X	茄子(代表值)	0.60	5.0	1.13	1.13	Tr	Tr	24	23	142	5.4	13	0.5	0.23	0.48	0.10	0.13	上海
043119	番茄[西红柿]	0.49	14.0	0.42	0.26	0.16	Tr	4	24	179	9.7	12	0.2	0.12	Tr	0.04	0.06	
043124	甜椒[灯笼椒·柿子椒]	0.39	130.0	0.41	0.41	Tr	Tr	11	20	154	7.0	15	0.3	0.21	0.38	0.05	0.05	
043123	辣椒(青,尖)	0.62	59.0	0.38	0.38	Tr	Tr	15	17	92	5.0	9	0.3	0.12	0.02	0.03	0.04	
043218	西葫芦	0.20	6.0	0.34	0.34	Tr	Tr	24	24	102	4.9	15	0.3	0.12	0.28	0.05	0.04	
043208	黄瓜(鲜)[胡瓜]	0.20	9.0	0.49	0.08	0.24	0.17	24	24	102	4.9	15	0.5	0.18	0.38	0.05	0.06	
043228	丝瓜	0.32	4.0	0.08	0.08	Tr	Tr	37	33	121	3.7	19	0.3	0.22	0.20	0.05	0.07	

（以每 100g 可食部计）

食物编码 Food code	食物名称 Food name	食部 Edible %	水分 Water g	能量 Energy kcal	能量 Energy KJ	蛋白质 Protein g	脂肪 Fat g	碳水化合物 CHO g	膳食纤维 (Dietary fiber) 不溶性 Insoluble g	胆固醇 Cholesterol mg	灰分 Ash g	总维生素A Vitamin A μgRAE	胡萝卜素 Carotene μg	视黄醇 Retinol μg	硫胺素 Thiamin mg	核黄素 Riboflavin mg
043213	南瓜(鲜)[倭瓜,番瓜]	85	93.5	23	97	0.7	0.1	5.3	0.8	0	0.4	74	890	0	0.03	0.04
041104	红萝卜[卞萝卜]	97	93.8	22	91	1.0	0.1	4.6	0.8	0	0.5	Tr	Tr	0	0.05	0.02
041101	白萝卜(鲜)[莱菔]	95	94.6	16	67	0.7	0.1	4.0	—	0	0.6	Tr	Tr	0	0.02	0.01
041201	胡萝卜(红)[金笋,丁香萝卜]	96	89.2	39	162	1.0	0.2	8.8	1.1	0	0.8	344	4130	0	0.04	0.03
041202	胡萝卜(黄)	97	87.4	46	191	1.4	0.2	10.2	1.3	0	0.8	334	4010	0	0.04	0.04
041108	水萝卜[脆萝卜]	93	92.9	22	94	0.8	Tr	5.5	1.4	0	0.8	21	250	0	0.03	0.05
051019	香菇(鲜)[香蕈,冬菇]	100	91.7	26	107	2.2	0.3	5.2	3.3	0	0.6	—	—	0	Tr	0.08
051001	草菇[大黑头细花草,稻菇]	100	92.3	27	112	2.7	0.2	4.3	1.6	0	0.5	—	—	0	0.08	0.34
051015	平菇[糙皮侧耳,青蘑]	93	92.5	24	101	1.9	0.3	4.6	2.3	0	0.7	1	10	0	0.06	0.16
051028	白蘑菇[双孢蘑菇,洋蘑菇]	100	91.4	29	123	3.5	0.4	3.8	—	—	0.9	—	—	—	0.02	0.30
051008	金针菇(鲜)[智力菇]	100	90.2	32	133	2.4	0.4	6.0	2.7	0	1.0	3	30	0	0.15	0.19
051042	牛肝菌(白)[美味牛肝菌]	93	90.2	35	146	4.0	0.4	4.5	1.5	0	0.9	Tr	Tr	0	0.14	1.11
051044	牛肝菌(黑)[铜色牛肝菌]	95	90.6	32	136	3.6	0.2	4.8	1.6	0	0.8	Tr	Tr	0	0.07	0.31
051045	牛肝菌(鲜)[黄皮牛肝菌,黄皮疣柄牛肝菌,黄癞头]	97	89.7	32	132	4.3	0.1	5.3	3.9	0	0.6	Tr	Tr	0	0.03	0.57
051020	香菇(干)[香蕈,冬菇]	95	12.3	274	1149	20.0	1.2	61.7	31.6	0	4.8	2	20	0	0.19	1.26
051013	木耳(干)[黑木耳,云耳]	100	15.5	265	1107	12.1	1.5	65.6	29.9	0	5.3	8	100	0	0.17	0.44
051031	茶树菇(干)[柱状田头菇,油茶菇]	100	12.2	309	1304	23.1	2.6	56.1	—	0	6.0	Tr	Tr	0	0.32	1.48
051055	榛蘑(干)[小蜜环菌]	100	8.0	329	1370	17.7	10.8	54.6	—	0	8.9	40	483	0	0.14	0.71
042117	豇豆(长)	98	90.8	32	135	2.7	0.2	5.8	1.8	0	0.5	10	120	0	0.07	0.07
042118	扁豆	96	89.5	32	133	2.3	0.2	7.4	3.9	0	0.6	5	65	0	0.05	0.06
042120	四季豆[菜豆,芸豆]	96	91.2	24	101	2.0	0.2	6.0	—	0	0.6	8	96	0	0.02	0.05
042103	刀豆(鲜)	92	89.0	40	165	3.1	0.3	7.0	1.8	0	0.6	18	220	0	0.05	0.07

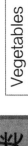

Vegetables

（以每100g可食部计）

食物编码 Food code	食物名称 Food name	烟酸 Niacin mg	维生素C Vitamin C mg	维生素E (Vitamin E) Total mg	α-E mg	(β+γ)-E mg	δ-E mg	钙 Ca mg	磷 P mg	钾 K mg	钠 Na mg	镁 Mg mg	铁 Fe mg	锌 Zn mg	硒 Se μg	铜 Cu mg	锰 Mn mg	备注 Remark
043213	南瓜(鲜)[倭瓜,番瓜]	0.40	8.0	0.36	0.29	0.07	Tr	16	24	145	0.8	8	0.4	0.14	0.46	0.03	0.08	
041104	红萝卜[丁萝卜]	0.10	3.0	1.20	1.10	Tr	0.10	11	26	110	62.7	16	2.8	0.69	Tr	Tr	0.06	青海
041101	白萝卜(鲜)[莱菔]	0.14	19.0	Tr	Tr	Tr	Tr	47	16	167	54.3	12	0.2	0.14	0.12	0.01	0.05	
041201	胡萝卜(红)[金笋,丁香萝卜]	0.60	13.0	0.41	0.36	0.05	Tr	32	27	190	71.4	14	1.0	0.23	0.63	0.08	0.24	
041202	胡萝卜(黄)	0.20	16.0	—	—	—	—	32	16	193	25.1	7	0.5	0.14	2.80	0.03	0.07	
041108	水萝卜[脆萝卜]	—	45.0	—	—	—	—	—	—	—	9.7	—	—	0.49	—	0.01	0.05	
051019	香菇(鲜)[香蕈,冬菇]	2.00	1.0	0.40	0.40	Tr	—	2	53	20	1.4	11	—	0.66	2.58	0.12	0.25	上海
051001	草菇[大黑头细花草,稻菇]	8.00	—	0.40	0.40	Tr	—	17	33	179	73.0	21	1.3	0.60	0.02	0.40	0.09	广东
051015	平菇[糙皮侧耳,青蘑]	3.10	4.0	0.79	0.58	0.11	0.10	5	86	258	3.8	14	1.0	0.61	1.07	0.08	0.07	
051028	白蘑菇[双孢蘑菇,洋蘑菇]	3.50	0.1	—	—	—	—	6	93	350	57.0	11	1.0	0.60	—	—	—	台湾
051008	金针菇(鲜)[智力菇]	4.10	2.0	1.14	0.70	0.44	Tr	—	97	195	4.3	17	1.4	0.39	0.28	0.14	0.10	
051042	牛肝菌(白)[美味牛肝菌]	2.10	—	8.93	Tr	7.71	1.22	5	68	301	2.1	10	2.1	0.98	0.25	0.32	0.19	云南
051044	牛肝菌(黑)[铜色牛肝菌]	6.60	—	—	—	—	—	2	60	291	1.3	8	2.1	1.19	0.34	0.37	0.17	云南
051045	牛肝菌(鲜)[黄皮牛肝菌,黄皮疣柄牛肝菌,黄癞头]	3.20	—	Tr	Tr	Tr	Tr	2	49	224	1.6	8	1.4	1.07	0.37	0.35	0.28	云南
051020	香菇(干)[香蕈,冬菇]	20.50	5.0	0.66	0.66	Tr	Tr	83	258	464	11.2	147	10.5	8.57	6.42	1.03	5.47	
051013	木耳(干)[黑木耳,云耳]	2.50	—	11.34	3.65	5.46	2.23	247	292	757	48.5	152	97.4	3.18	3.72	0.32	8.86	
051031	茶树菇(干)[柱状田头菇,油茶菇]	39.39	—	—	—	—	—	4	908	2165	6.0	124	9.3	8.38	7.24	2.76	0.73	江西
051055	榛蘑(干)[小蜜环菌]	26.91	—	3.35	1.46	1.89	0.52	9	893	4629	18.7	100	22.4	6.00	2.38	1.36	1.55	吉林
042117	豇豆(长)	0.80	18.0	0.65	Tr	0.13	Tr	42	50	145	4.6	43	1.0	0.94	1.40	0.11	0.39	
042118	扁豆	0.24	2.0	Tr	Tr	Tr	Tr	57	49	163	3.9	31	0.5	0.26	Tr	0.05	0.13	
042120	四季豆[菜豆,芸豆]	0.26	Tr	Tr	Tr	Tr	Tr	43	47	196	4.4	27	0.6	0.33	0.04	0.05	0.26	
042103	刀豆(鲜)	1.00	15.0	0.40	0.12	0.08	0.20	49	57	209	8.5	29	4.6	0.84	0.88	0.09	0.45	

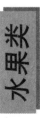

水果类 | Fruits

（以每100g可食部计）

食物编码 Food code	食物名称 Food name	食部 Edible %	水分 Water g	能量 Energy		蛋白质 Protein g	脂肪 Fat g	碳水化合物 CHO g	膳食纤维 （Dietary fiber） 不溶性（Insoluble） g	胆固醇 Cholesterol mg	灰分 Ash g	总维生素A Vitamin A μgRAE	胡萝卜素 Carotene μg	视黄醇 Retinol μg	硫胺素 Thiamin mg	核黄素 Riboflavin mg
				kcal	KJ											
064208	橘［四川红橘］	78	89.1	42	174	0.7	0.1	9.8	0.7	0	0.3	15	180	0	0.24	0.04
064101	橙	74	87.4	48	202	0.8	0.2	11.1	0.6	0	0.5	13	160	0	0.05	0.04
064301	柚［文旦］	69	89.0	42	177	0.8	0.2	9.5	0.4	0	0.5	1	10	0	—	0.03
064302	柠檬	66	91.0	37	156	1.1	1.2	6.2	1.3	0	0.5	Tr	Tr	0	0.05	0.02
061101X	苹果（代表值）	85	86.1	53	227	0.4	0.2	13.7	1.7	0	0.2	4	50	0	0.02	0.02
061201X	梨（代表值）	82	85.9	51	211	0.3	0.1	13.1	2.6	0	0.3	2	20	0	0.03	0.03
062101X	桃（代表值）	89	88.9	42	212	0.6	0.1	10.1	1.0	0	0.4	2	20	0	0.01	0.02
062201	李子	91	90	38	157	0.7	0.2	8.7	0.9	0	0.4	13	150	0	0.03	0.02
062204	杏	91	89.4	38	160	0.9	0.1	9.1	1.3	0	0.5	38	450	0	0.02	0.03
062902	樱桃	80	88.0	46	194	1.1	0.2	10.2	0.3	0	0.5	18	210	0	0.02	0.02
066108	甜瓜［香瓜］	78	92.9	26	111	0.4	0.1	6.2	0.4	0	0.4	3	30	0	0.02	0.03
066201X	西瓜（代表值）	59	92.3	31	108	0.5	0.3	6.8	0.2	0	0.2	14	173	0	0.02	0.04
066101	白金瓜	70	93.0	25	106	0.4	—	6.2	0.5	0	0.4	8	100	0	0.05	0.08
066103	哈密瓜	71	91.0	34	143	0.5	0.1	7.9	0.2	0	0.5	77	920	0	—	0.01
063101X	葡萄（代表值）	86	88.5	45	185	0.4	0.3	10.3	1.0	0	0.3	3	40	0	0.03	0.02
063201X	石榴（代表值）	57	79.2	72	304	1.3	0.2	18.5	4.9	0	0.6	—	—	0	0.05	0.03
063301	柿	87	80.6	74	308	0.4	0.1	18.5	1.4	0	0.4	10	120	0	0.02	0.02
063901X	桑葚（代表值）	100	82.8	57	240	1.7	0.4	13.8	4.1	0	1.3	3	30	0	0.02	0.06
063910	草莓［洋莓、凤阳草莓］	97	91.3	32	134	1.0	0.2	7.1	1.1	0	0.4	3	30	0	0.02	0.03
063908	无花果	100	81.3	65	272	1.5	0.1	16.0	3.0	0	1.1	3	30	0	0.03	0.02
063909	中华猕猴桃［毛叶猕猴桃］	83	83.4	61	257	0.8	0.6	14.5	2.6	0	0.7	11	130	0	0.05	0.02
062301	枣（鲜）	87	67.4	125	524	1.1	0.3	30.5	1.9	0	0.7	20	240	0	0.06	0.09
062304	枣（金丝小枣）	81	19.3	308	1287	1.2	1.1	76.7	7.0	0	1.7	—	—	0	0.04	0.50
062306	密云小枣	92	38.7	229	958	3.9	0.8	55.2	7.3	0	1.4	—	—	0	0.06	0.04

（以每 100g 可食部计）

食物编码 Food code	食物名称 Food name	烟酸 Niacin mg	维生素C Vitamin C mg	维生素E (Vitamin E)				钙 Ca mg	磷 P mg	钾 K mg	钠 Na mg	镁 Mg mg	铁 Fe mg	锌 Zn mg	硒 Se μg	铜 Cu mg	锰 Mn mg	备注 Remark
				Total mg	α-E mg	(β+γ)-E mg	δ-E mg											
064208	橘 (四川红橘)	0.30	33	0.27	0.27	Tr	Tr	42	25	105	1.7	4	0.5	0.17	0.1	0.04	Tr	北京
064101	橙	0.30	33	0.56	0.51	0.05	Tr	20	22	159	1.2	14	0.4	0.14	0.31	0.03	0.05	
064301	柚 [文旦]	0.30	23	—	—	—	—	4	24	119	3.0	4	0.3	0.40	0.7	0.18	0.08	福建
064302	柠檬	0.60	22	1.14	1.14	Tr	Tr	101	22	209	1.1	37	0.8	0.65	0.5	0.14	0.05	北京
061101X	苹果 (代表值)	0.20	3	0.43	0.23	0.13	0.01	4	7	83	1.3	4	0.3	0.04	0.10	0.07	0.03	
061201X	梨 (代表值)	0.20	5	0.46	0.34	0.46	0.32	7	14	85	1.7	8	0.4	0.10	0.29	0.10	0.06	
062101X	桃 (代表值)	0.30	10	0.71	0.25	0.47	0.18	6	11	127	1.7	8	0.3	0.14	0.47	0.06	0.07	
062201	李子	0.40	5	0.74	0.74	Tr	Tr	8	11	144	3.8	10	0.6	0.14	0.23	0.04	0.16	
062204	杏	0.60	4	0.95	0.95	Tr	Tr	14	15	226	2.3	11	0.6	0.20	0.20	0.11	0.06	
062902	樱桃	0.60	10	2.22	0.26	1.92	0.04	11	27	232	8.0	12	0.4	0.23	0.21	0.10	0.07	
066108	甜瓜 [香瓜]	0.30	15	0.47	0.11	0.29	0.07	14	17	139	8.8	11	0.7	0.09	0.40	0.04	0.04	
066201X	西瓜 (代表值)	0.30	5.7	0.11	0.11	0.01	0.03	7	12	97	3.3	14	0.4	0.09	0.09	0.03	0.03	甘肃
066101	白金瓜	0.70	17	—	—	—	—	12	13	182	1.6	10	0.4	0.26	0.37	0.08	—	武汉
066103	哈密瓜	—	12	—	—	—	—	4	19	190	26.7	19	Tr	0.13	1.10	0.01	0.01	北京
063101X	葡萄 (代表值)	0.25	4	0.86	0.34	0.56	0.19	9	13	127	1.9	7	0.4	0.16	0.11	0.18	0.04	
063201X	石榴 (代表值)	—	8	3.72	2.09	1.25	1.53	6	70	231	0.7	16	0.2	0.19	—	0.15	0.17	北京
063301	柿	0.30	30	1.12	1.03	0.09	—	9	23	151	0.8	19	0.2	0.08	0.24	0.06	0.50	上海
063901X	桑葚 (代表值)	—	—	9.87	—	—	—	37	33	32	2.0	—	0.4	0.26	5.65	0.07	0.28	
063910	草莓 [洋莓,凤阳草莓]	0.30	47	0.71	0.54	0.17	Tr	18	27	131	4.2	12	1.8	0.14	0.70	0.04	0.49	
063908	无花果	0.10	2	1.82	1.40	0.42	Tr	67	18	212	5.5	17	0.1	1.42	0.67	0.01	0.17	青岛
063909	中华猕猴桃 [毛叶猕猴桃]	0.30	62	2.43	0.77	0.44	1.22	27	26	144	10.0	12	1.2	0.57	0.28	1.87	0.73	
062301	枣 (鲜)	0.90	243	0.78	0.42	0.26	0.10	22	23	375	1.2	25	1.2	1.52	0.80	0.06	0.32	
062304	枣 (金丝小枣)	0.40	—	1.31	—	—	—	23	—	65	7.4	24	1.5	0.23	1.00	0.36	0.34	河北
062306	密云小枣	0.90	Tr	—	—	—	—	80	66	612	9.3	41	2.7	0.65	1.10	0.20	0.39	北京

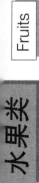

水果类 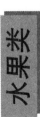 Fruits

食物编码 Food code	食物名称 Food name	食部 Edible %	水分 Water g	能量 Energy kcal	能量 Energy KJ	蛋白质 Protein g	脂肪 Fat g	碳水化合物 CHO g	膳食纤维 (Dietary fiber) 不溶性 (Insoluble) g	胆固醇 Cholesterol mg	灰分 Ash g	总维生素 A Vitamin A μgRAE	胡萝卜素 Carotene μg	视黄醇 Retinol μg	硫胺素 Thiamin mg	核黄素 Riboflavin mg
062312	冬枣	93	69.5	113	476	1.8	0.2	27.8	2.2	0	0.7	Tr	Tr	0	0.08	0.09
065011	杧果 [抹猛果、望果]	60	90.6	35	146	0.6	0.2	8.3	1.3	0	0.3	75	897	0	0.01	0.04
065026	杧果 (大头)	68	86.1	52	222	0.5	0.1	12.9	1.1	0	0.4	173	2 080	0	0.03	0.01
065010	荔枝	73	81.9	71	296	0.9	0.2	16.6	0.5	0	0.4	1	10	0	0.10	0.04
065006	桂圆	50	81.4	71	298	1.2	0.1	16.6	0.4	0	0.7	2	20	0	0.01	0.14
065002	菠萝 [凤梨、地菠萝]	68	88.4	44	182	0.5	0.1	10.8	1.3	0	0.2	2	20	0	0.04	0.02
065033	香蕉 [甘蕉]	59	75.8	93	389	1.4	0.2	22.0	1.2	0	0.6	5	60	0	0.02	0.04
065025	榴梿	37	64.5	150	632	2.6	3.3	28.3	1.7	0	1.3	2	20	0	0.20	0.13
065023	火龙果 [仙蜜果、红龙果]	69	84.8	55	234	1.1	0.2	13.3	1.6	0	0.6	Tr	Tr	0	0.03	0.02
063107	葡萄干	100	11.6	344	1 439	2.5	0.4	83.4	1.6	0	2.1	—	—	0	0.09	—
062206	杏干	25	8.8	338	1 416	2.7	0.4	83.2	4.4	0	4.9	51	610	0	—	0.01
061302	红果 (干)	100	11.1	251	1 051	4.3	2.2	78.4	49.7	0	4.0	5	60	0	0.02	0.18

（以每 100g 可食部计）

食物编码 Food code	食物名称 Food name	烟酸 Niacin mg	维生素C Vitamin C mg	维生素E (Vitamin E) Total mg	α-E mg	(β+γ)-E mg	δ-E mg	钙 Ca mg	磷 P mg	钾 K mg	钠 Na mg	镁 Mg mg	铁 Fe mg	锌 Zn mg	硒 Se μg	铜 Cu mg	锰 Mn mg	备注 Remark
062312	冬枣	0.51	243	0.19	0.19	Tr	Tr	16	29	195	33.0	17	0.2	0.19	0.14	0.08	0.13	山东
065011	杧果［抹猛果、望果］	0.30	23	1.21	1.12	0.09	Tr	—	11	138	2.8	14	0.2	0.09	1.44	0.06	0.20	广东
065026	杧果（大头）	0.40	14	—	—	—	—	7	12	153	3.6	10	0.5	0.14	0.25	0.10	0.24	云南
065010	荔枝	1.10	41	—	—	—	—	2	24	151	1.7	12	0.4	0.17	0.14	0.16	0.09	
065006	桂圆	1.30	43	—	—	—	—	6	30	248	3.9	10	0.2	0.40	0.83	0.10	0.07	
065002	菠萝［凤梨、地菠萝］	0.20	18	—	—	—	—	12	9	113	0.8	8	0.6	0.14	0.24	0.07	1.04	
065033	香蕉［甘蕉］	0.70	8	0.24	0.24	Tr	Tr	7	28	256	0.8	43	0.4	0.18	0.87	0.14	0.65	
065025	榴梿	1.19	2.8	2.28	2.28	Tr	Tr	4	38	261	2.9	27	0.3	0.16	3.26	0.12	0.22	
065023	火龙果［仙蜜果、红龙果］	0.22	3	0.14	0.14	Tr	Tr	7	35	20	2.7	30	0.3	0.29	0.03	0.04	0.19	
063107	葡萄干	—	5	—	—	—	—	52	90	995	19.1	45	9.1	0.18	2.74	0.48	0.39	敦煌
062206	杏干	1.20	Tr	—	—	—	—	147	89	783	40.4	55	0.3	3.80	3.33	7.67	0.24	敦煌
061302	红果（干）	0.70	2	0.47	—	—	—	144	440	440	9.9	—	0.4	0.61	2.70	0.41	0.57	

肉蛋水产品类　Meats, eggs, and Aquatic Products

（以每100g可食部计）

食物编码 Food code	食物名称 Food name	食部 Edible %	水分 Water g	能量 Energy kcal	能量 Energy KJ	蛋白质 Protein g	脂肪 Fat g	碳水化合物 CHO g	膳食纤维 不溶性（Dietary fiber Insoluble） g	胆固醇 Cholesterol mg	灰分 Ash g	总维生素A Vitamin A μgRAE	胡萝卜素 Carotene μg	视黄醇 Retinol μg	硫胺素 Thiamin mg	核黄素 Riboflavin mg
081110	猪肉（瘦）	100	71.0	143	600	20.3	6.2	1.5	0.0	81	1.0	44	0	44	0.54	0.10
082105	牛肉［里脊肉］［牛柳］	100	73.2	107	452	22.2	0.9	2.4	0.0	63	1.3	4	0	4	0.05	0.15
083105	羊肉（里脊）	100	75.4	103	435	20.5	1.6	1.6	0.0	107	0.9	5	0	5	0.06	0.20
081129	猪肉（里脊）	100	74.7	150	626	19.6	7.9	0.0	0.0	55	1.2	Tr	0	Tr	0.32	0.20
083109	羊肉（胸脯）	81	73.6	133	559	19.4	6.2	0.0	0.0	89	0.9	11	0	11	0.04	0.18
081121	猪肉（前臀尖,杜长大猪）	100	58.6	289	1 196	15.3	25.3	0.0	0.0	80	0.8	8	0	8	0.27	0.12
081114	猪大排	68	58.8	264	1 095	18.3	20.4	1.7	0.0	165	0.8	12	0	12	0.80	0.15
081108	猪肉（奶面）［硬五花］	79	53.0	339	1 401	13.6	30.6	2.2	0.0	77	0.6	10	0	10	0.36	0.15
081102	猪肥肉（肥）	100	8.8	807	3 319	2.4	88.6	0.0	0.0	109	0.2	29	0	29	0.08	0.05
191006	猪油（板油）	100	4.0	827	3 404	Tr	88.7	7.2	0.0	110	0.1	89	—	89	—	—
091101X	鸡（代表值）	63	70.5	145	608	20.3	6.7	0.9	0.0	106	1.1	92	0	92	0.06	0.07
092101X	鸭（代表值）	68	63.9	240	996	15.5	19.7	0.2	0.0	94	0.7	52	0	52	0.08	0.22
093101	鹅	63	61.4	251	1 041	17.9	19.9	0.0	0.0	74	0.8	42	0	42	0.07	0.23
094101	火鸡腿肉	100	77.8	91	384	20.0	1.2	0.0	0.0	58	1.0	Tr	0	Tr	0.07	0.06
11101X	鸡蛋（代表值）	87	75.2	139	581	13.1	8.6	2.4	0.0	648	0.9	255	—	216	0.09	0.20
112101	鸭蛋	87	70.3	180	748	12.6	13.0	3.1	0.0	565	1.0	261	—	261	0.17	0.35
113101	鹅蛋	87	69.3	196	814	11.1	15.6	2.8	0.0	704	1.2	192	—	192	0.08	0.30
114101	鹌鹑蛋	86	73.0	160	664	12.8	11.1	2.1	0.0	515	1.0	337	—	337	0.11	0.49
121111	鲤鱼［鲤拐子］	54	76.7	109	459	17.6	4.1	0.5	0.0	84	1.1	25	0	25	0.03	0.09
121102	草鱼	58	77.3	113	475	16.6	5.2	0.0	0.0	86	1.1	11	0	11	0.04	0.11
121122	鲢鱼［白鲢,胖子,连子鱼］	61	77.4	104	436	17.8	3.6	0.0	0.0	99	1.2	20	0	20	0.03	0.07
121128	鳙鱼［胖头鱼,连子鱼,花鲢］	61	76.5	100	421	15.3	2.2	4.7	0.0	112	1.3	34	0	34	0.04	0.11
121211	黄鱼（大黄花鱼）	66	77.7	97	407	17.7	2.5	0.8	0.0	86	1.3	10	0	10	0.03	0.10
121242	黄鱼（小黄花鱼）	62	79.4	114	478	17.0	5.1	0.0	0.0	76	1.6	94	0	94	0.03	0.08

肉蛋水产品类 Meats, eggs, and Aquatic Products

（以每100g可食部计）

食物编码 Food code	食物名称 Food name	烟酸 Niacin	维生素C Vitamin C	维生素E (Vitamin E)				钙 Ca	磷 P	钾 K	钠 Na	镁 Mg	铁 Fe	锌 Zn	硒 Se	铜 Cu	锰 Mn	备注 Remark
				Total	α-E	(β+γ)-E	δ-E											
		mg	mg	mg	mg	mg	mg	mg	mg	mg	mg	mg	mg	mg	μg	mg	mg	
081110	猪肉（瘦）	5.30	Tr	0.34	0.29	0.05	Tr	6	189	305	57.5	25	3.0	2.99	9.50	0.11	0.03	
082105	牛肉（里脊肉）[牛柳]	7.20	Tr	0.80	0.70	0.10	Tr	3	241	140	75.1	29	4.4	6.92	2.76	0.11	Tr	青海
083105	羊肉（里脊）	5.80	Tr	0.52	0.52	Tr	Tr	8	184	161	74.4	22	2.8	1.98	5.53	0.15	0.05	
081129	猪肉（里脊）	6.37	Tr	0.33	0.33	Tr	Tr	6	184	317	43.2	28	1.5	2.01	8.32	0.01	Tr	河北
083109	羊肉（胸脯）	4.40	Tr	0.45	0.45	Tr	Tr	7	150	170	86.6	17	3.0	2.20	6.74	0.14	0.09	
081121	猪肉（前臀尖,杜长大猪）	4.20	Tr	0.57	0.57	Tr	Tr	1	69	222	54.0	17	1.1	2.45	6.67	Tr	Tr	
081114	猪大排	5.30	Tr	0.11	0.11	Tr	Tr	8	125	274	44.5	17	0.8	1.72	10.30	0.12	0.05	
081108	猪肉（奶面)[硬五花]	3.10	Tr	0.20	0.20	Tr	Tr	6	120	168	52.0	15	1.3	2.20	6.05	0.12	0.01	
081102	猪肥肉（肥）	0.90	Tr	0.24	—	0.12	0.12	3	18	23	19.5	2	1.0	0.69	7.78	0.05	0.03	
191006	猪油（板油）	—	—	21.83	0.63	15.00	6.20	Tr	10	14	138.5	1	2.1	0.80	—	0.05	0.63	
091101X	鸡（代表值）	7.54	Tr	1.34	1.34	0.37	0.10	13	166	249	62.8	22	1.8	1.46	11.92	0.09	0.05	
092101X	鸭（代表值）	4.20	Tr	0.27	0.17	0.10	Tr	6	122	191	69.0	14	2.2	1.33	12.25	0.21	0.06	
093101	鹅	4.90	Tr	0.22	0.22	Tr	Tr	4	144	232	58.8	18	3.8	1.36	17.68	0.43	0.04	
094101	火鸡腿肉	8.30	Tr	0.07	Tr	Tr	0.07	12	470	708	168.4	49	5.2	9.26	15.50	0.45	0.04	山东
111101X	鸡蛋（代表值）	0.20	Tr	1.14	0.70	0.34	0.31	56	130	154	131.5	10	1.6	0.89	13.96	0.19	0.03	
112101	鸭蛋	0.20	Tr	4.98	4.02	0.96	Tr	62	226	135	106.0	13	2.9	1.67	15.68	0.11	0.04	河北
113101	鹅蛋	0.40	Tr	4.50	3.57	0.93	Tr	34	130	74	90.6	12	4.1	1.43	27.24	0.09	0.04	河北
114101	鹌鹑蛋	0.10	Tr	3.08	1.67	1.23	0.18	47	180	138	106.6	11	3.2	1.61	25.48	0.09	0.04	
121111	鲤鱼[鲤拐子]	2.70	Tr	1.27	0.35	0.44	0.48	50	204	334	53.7	33	1.0	2.08	15.38	0.06	0.05	
121102	草鱼	2.80	Tr	2.03	2.03	Tr	Tr	38	203	312	46.0	31	0.8	0.87	6.66	0.05	0.05	
121122	鲢鱼[白鲢,胖子,连子鱼]	2.50	Tr	1.23	0.75	Tr	0.48	53	190	277	57.5	23	1.4	1.17	15.68	0.06	0.09	
121128	鳙鱼[胖头鱼,墨佳鱼,花鲢鱼]	2.80	Tr	2.65	2.65	Tr	Tr	82	180	229	60.6	26	0.8	0.76	19.47	0.07	0.08	
121211	黄鱼（大黄花鱼）	1.90	Tr	1.13	0.20	0.72	0.21	53	174	260	120.3	39	0.7	0.58	42.57	0.04	0.02	
121242	黄鱼（小黄花鱼）	0.72	Tr	0.82	0.82	Tr	Tr	191	217	198	194.3	23	0.7	0.88	26.71	0.04	0.06	浙江

肉蛋水产品类

Meats, eggs, and Aquatic Products

（以每100g可食部计）

食物编码 Food code	食物名称 Food name	食部 Edible %	水分 Water g	能量 Energy kcal	能量 Energy KJ	蛋白质 Protein g	脂肪 Fat g	碳水化合物 CHO g	膳食纤维 (Dietary fiber) 不溶性 (Insoluble) g	胆固醇 Cholesterol mg	灰分 Ash g	总维生素A Vitamin A µgRAE	胡萝卜素 Carotene µg	视黄醇 Retinol µg	硫胺素 Thiamin mg	核黄素 Riboflavin mg
121203	带鱼[白带鱼,刀鱼]	76	73.3	127	535	17.7	4.9	3.1	0.0	76	1.0	29	0	29	0.02	0.06
121233	鲳鱼(银鲳鱼)[平鱼]	70	72.8	140	585	18.5	7.3	0.0	0.0	77	1.4	24	0	24	0.04	0.07
121226	鲈鱼[鲈花]	58	76.5	105	442	18.6	3.4	0.0	0.0	86	1.5	19	0	19	0.03	0.17
122108	河虾	86	78.1	87	368	16.4	2.4	0.0	0.0	240	3.9	48	—	48	0.04	0.03
122107	海虾	51	79.3	79	333	16.8	0.6	1.5	0.0	117	1.8	Tr	—	Tr	0.01	0.05
123002	河蟹	42	75.8	103	433	17.5	2.6	2.3	0.0	267	1.8	389	—	389	0.06	0.28
123001	海蟹	55	77.1	95	400	13.8	2.3	4.7	0.0	125	2.1	30	—	30	0.01	0.10
124106	河蚌	43	85.3	54	227	10.9	0.8	0.7	0.0	103	2.3	243	—	243	0.01	0.18
124201X	蛤蜊(代表值)	39	84.1	62	260	10.1	1.1	2.8	0.0	156	1.9	21	—	21	0.01	0.13
124103	蛏子	57	88.4	40	171	7.3	0.3	2.1	0.0	131	1.9	59	—	59	0.02	0.12

肉蛋水产品类 | Meats, eggs, and Aquatic Products

（以每100g可食部计）

食物编码 Food code	食物名称 Food name	烟酸 Niacin mg	维生素C Vitamin C mg	维生素E (Vitamin E)				钙 Ca mg	磷 P mg	钾 K mg	钠 Na mg	镁 Mg mg	铁 Fe mg	锌 Zn mg	硒 Se μg	铜 Cu mg	锰 Mn mg	备注 Remark
				Total mg	α-E mg	(β+γ)-E mg	δ-E mg											
121203	带鱼[白带鱼,刀鱼]	2.80	Tr	0.82	0.82	Tr	Tr	28	191	280	150.1	43	1.2	0.70	36.57	0.08	0.17	
121233	鲳鱼(银鲳鱼)[平鱼]	2.10	Tr	1.26	0.30	0.96	Tr	46	155	328	62.5	39	1.1	0.80	27.21	0.14	0.07	
121226	鲈鱼[鲈花]	3.10	Tr	0.75	0.38	0.37	Tr	138	242	205	144.1	37	2.0	2.83	33.06	0.05	0.04	
122108	河虾	Tr	Tr	5.33	0.06	0.43	4.84	325	186	329	133.8	60	4.0	2.24	29.65	0.64	0.27	
122107	海虾	1.90	Tr	2.79	0.33	2.38	0.08	146	196	228	302.2	46	3.0	1.44	56.41	0.44	0.11	
123002	河蟹	1.70	Tr	6.09	5.79	0.30	Tr	126	182	181	193.5	23	2.9	3.68	56.72	2.97	0.42	
123001	海蟹	2.50	Tr	2.99	0.96	2.03	Tr	208	142	232	260.0	47	1.6	3.32	82.65	1.67	0.18	
124106	河蚌	0.70	Tr	1.36	1.36	Tr	Tr	248	305	17	17.4	16	26.6	6.23	20.24	0.11	59.61	
124201X	蛤蜊(代表值)	1.50	Tr	2.41	1.79	0.48	0.14	133	128	140	425.7	78	10.9	2.38	54.31	0.11	0.44	
124103	蛏子	1.20	Tr	0.59	0.59	Tr	Tr	134	114	140	175.9	35	33.6	2.01	55.14	0.38	1.93	

Soybeans, Milk, and Their Products

（以每100g可食部计）

食物编码 Food code	食物名称 Food name	食部 Edible %	水分 Water g	能量 Energy kcal	能量 Energy KJ	蛋白质 Protein g	脂肪 Fat g	碳水化合物 CHO g	膳食纤维（不溶性） Dietary fiber (Insoluble) g	胆固醇 Cholesterol mg	灰分 Ash g	总维生素A Vitamin A μgRAE	胡萝卜素 Carotene μg	视黄醇 Retinol μg	硫胺素 Thiamin mg	核黄素 Riboflavin mg
031101	黄豆[大豆]	100	10.2	390	1 631	35.0	16.0	34.2	15.5	0	4.6	18	220	0	0.41	0.20
031102	黑豆(干)[黑大豆]	100	9.9	401	1 678	36.0	15.9	33.6	10.2	0	4.6	3	30	0	0.20	0.33
031103	青豆(干)[青大豆]	100	9.5	398	1 667	34.5	16.0	35.4	12.6	0	4.6	66	790	0	0.41	0.18
031201	黄豆粉	100	6.7	432	1 807	32.7	18.3	37.6	7.0	0	4.7	32	380	0	0.31	0.22
031306	豆腐(北豆腐)	100	78.6	116	482	9.2	8.1	3.0	—	0	1.1	—	—	0	0.05	0.02
031307	豆腐(南豆腐)	100	83.6	87	363	5.7	5.8	3.9	—	0	1.0	—	—	0	0.06	0.02
031510X	豆腐干(代表值)	100	61.3	197	823	14.9	11.3	9.6	1.1	0	3.1	2	25	0	0.02	0.05
031501	豆腐丝	100	58.4	203	850	21.5	10.5	6.2	1.1	0	3.4	3	30	0	0.04	0.12
031522	素鸡	100	64.3	194	810	16.5	12.5	4.2	0.9	0	2.5	5	60	0	0.02	0.03
031524	素什锦	100	65.3	177	741	14.0	10.2	8.3	2.0	0	2.2	—	—	0	0.07	0.04
031405	豆浆	100	93.8	31	128	3.0	1.6	1.2	—	0	0.4	—	—	0	0.02	0.02
031406	豆浆(甜)	100	91.8	34	142	2.4	0.5	4.9	0.1	0	0.4	—	—	0	0.04	0.02
101101X	纯牛奶(代表值,全脂)	100	87.6	65	271	3.3	3.6	4.9	0.0	17	0.7	54	—	54	0.03	0.12
101161X	纯牛奶(代表值,脱脂)	100	91.0	34	146	3.5	0.3	4.6	0.0	4	0.7	37	—	37	0.03	0.16
103001X	酸奶(代表值,全脂)	100	81.0	86	363	2.8	2.6	12.9	—	8	0.7	23	—	23	0.03	0.12
104001	奶酪[干酪]	100	43.5	328	1 366	25.7	23.5	3.5	—	11	3.8	152	—	152	0.06	0.91
104015	硬质干酪	100	37.3	411	1 702	24.9	34.5	0.1	—	100	—	312	215	—	0.03	0.41
102101X	全脂奶粉(代表值)	100	2.6	482	2 020	19.9	22.3	50.5	—	79	4.7	380	—	163	0.13	1.90

大豆、乳及制品

Soybeans, Milk, and Their Products

（以每100g可食部计）

食物编码 Food code	食物名称 Food name	烟酸 Niacin mg	维生素C Vitamin C mg	维生素E (Vitamin E)				钙 Ca mg	磷 P mg	钾 K mg	钠 Na mg	镁 Mg mg	铁 Fe mg	锌 Zn mg	硒 Se μg	铜 Cu mg	锰 Mn mg	备注 Remark
				Total mg	α-E mg	(β+γ)-E mg	δ-E mg											
031101	黄豆 [大豆]	2.10	—	18.90	0.90	13.39	4.61	191	465	1503	2.2	199	8.2	3.34	6.16	1.35	2.26	
031102	黑豆(干)[黑大豆]	2.00	—	17.36	0.97	11.78	4.61	224	500	1377	3.0	243	7.0	4.18	6.79	1.56	2.83	
031103	青豆(干)[青大豆]	3.00	—	10.09	0.40	6.89	2.80	200	395	718	1.8	128	8.4	3.18	5.62	1.38	2.25	
031201	黄豆粉	2.50	—	33.69	Tr	20.44	13.25	207	395	1890	3.6	129	8.1	3.89	2.47	1.39	2.00	
031306	豆腐(北豆腐)	0.11	Tr	8.40	0.46	5.02	2.92	105	112	106	7.3	63	1.5	0.74	2.46	0.06	0.07	北京
031307	豆腐(南豆腐)	Tr	Tr	5.72	0.34	3.44	1.94	113	76	154	3.1	36	1.2	0.43	1.23	0.04	0.03	北京
031510X	豆腐干(代表值)	0.40	Tr	13.00	3.46	9.32	2.54	447	174	137	329.0	69	7.1	1.84	7.12	0.41	1.07	
031501	豆腐丝	0.50	—	9.76	Tr	4.87	4.89	204	220	74	20.6	127	9.1	2.04	1.39	0.29	1.71	
031522	素鸡	0.40	—	17.80	0.69	6.64	10.47	319	180	42	373.8	61	5.3	1.74	6.73	0.27	1.12	
031524	素什锦	0.50	Tr	9.51	2.19	4.90	2.42	174	186	143	475.1	45	6.0	1.25	2.80	0.21	1.06	北京
031405	豆浆	0.14	Tr	1.06	0.06	0.56	0.44	5	42	117	3.7	15	0.4	0.28	Tr	0.16	0.16	北京
031406	豆浆(甜)	0.15	Tr	1.27	—	—	—	27	21	54	—	15	0.5	0.27	0.10	0.08	—	北京
101101X	纯牛奶(代表值, 全脂)	0.11	Tr	0.13	0.09	0.03	0.01	107	90	180	63.7	11	0.3	0.28	1.34	0.01	0.01	
101161X	纯牛奶(代表值, 脱脂)	0.07	Tr	0.05	0.05	—	Tr	116	98	200	127.3	12	0.3	0.28	1.05	Tr	Tr	
103001X	酸奶(代表值, 全脂)	0.09	1.3	0.12	0.12	—	—	128	76	150	37.7	11	0.3	0.43	1.30	0.04	0.01	
104001	奶酪 [干酪]	0.60	—	0.60	0.60	—	—	799	326	75	584.6	57	2.4	6.97	1.50	0.13	0.16	
104015	硬质干酪	0.10	Tr	—	—	—	—	731	500	76	687.0	29	0.3	4.10	6.00	0.05	Tr	
102101X	全脂奶粉(代表值)	0.50	23.6	0.48	0.48	—	—	928	513	777	352.0	65	4.6	3.93	12.09	0.13	0.04	

（以每 100g 可食部计）

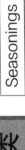

食物编码 Food code	食物名称 Food name	食部 Edible %	水分 Water g	能量 Energy kcal	能量 Energy KJ	蛋白质 Protein g	脂肪 Fat g	碳水化合物 CHO g	膳食纤维 总(Total) g	膳食纤维 可溶性(Soluble) g	膳食纤维 不溶性(Insoluble) g	胆固醇 Cholesterol mg	灰分 Ash g	总维生素A Vitamin A μgRAE/μgRE	胡萝卜素 Carotene μg	视黄醇 Retinol μg	硫胺素 Thiamin mg	核黄素 Riboflavin mg
207102	精盐	100	0.1	0*	0*	Tr	Tr	0	—	—	Tr	—	99.9	—	—	—	—	Tr
207101	湖盐[青盐]	100	1.2	11	47	0.1	0	2.7	—	—	Tr	—	96.0	—	—	—	Tr	0.07
207202	鸡粉	100	1.6	224	937	13.2	5.1	32.4	1.1	—	—	9	47.7	Tr	—	—	—	0.05
207203	鸡精	100	2.4	195	817	10.7	2.8	32.5	0.7	—	—	5	51.6	Tr	—	—	0.09	0
207201	味精	100	0.2	268	1 122	40.1	0.2	26.5	—	—	—	—	33.0	—	—	—	0.08	0.46
203101	豆瓣酱	100	46.6	181	757	13.6	6.8	17.1	—	—	1.5	—	15.9	—	—	—	0.11	0.09
203107	辣椒酱[辣椒糊]	100	71.2	36	151	0.8	2.8	3.2	—	—	2.6	—	22.0	66/132	790	—	0.01	0.10
203110	蒜蓉辣酱	100	59.2	96	400	4.8	0.6	19.6	—	—	3.7	—	15.8	81/162	970	—	0.03	0.28
203105	黄酱[大酱]	100	50.6	138	576	12.1	1.2	21.3	—	—	3.4	—	14.8	7/13	80	—	0.05	0.14
203111	甜面酱	100	53.9	139	580	5.5	0.6	28.5	—	—	1.4	—	11.5	3/5	30	—	0.03	0.15
203116	海鲜酱(阿香婆)	100	14.8	492	2 056	3.0	41.1	28.2	—	—	—	25	12.9	Tr	Tr	—	0.02	0.13
201001	酱油(实)	100	67.3	63	265	5.6	0.1	10.1	—	—	0.2	—	16.9	—	—	—	0.05	0.08
201012	老抽	100	51.5	129	539	7.9	0.3	23.8	—	—	—	—	16.5	—	—	—	0.03	0.11
201013	生抽	100	81.2	20	83	4.8	0.1	0	—	Tr	Tr	—	15.5	—	—	—	0.02	0.10
	蚝油	100	67.1	68	289	3.3	Tr	13.9	0.4	—	—	—	15.7	Tr	Tr	Tr	0.19	0.06
205029	榨菜	100	75.0	33	139	2.2	0.3	6.5	—	—	2.1	—	16.0	41/82	490	—	0.03	—
205037	酱八宝菜	100	68.9	120	501	5.6	6.1	13.8	—	—	3.3	—	5.6	—	—	—	—	0.07
205035	腌雪里蕻	100	77.1	29	120	2.4	0.2	5.4	—	—	2.1	—	14.9	4/8	50	—	0.05	0.09
205018	萝卜干	100	67.7	67	279	3.3	0.2	14.6	—	—	3.4	—	14.2	—	—	—	0.04	0.21
204003	腐乳(红)[酱豆腐]	100	61.2	153	638	12.0	8.1	8.2	—	—	0.6	—	10.5	8/15	90	—	0.02	0.04
204001	腐乳(白)[酱豆腐]	100	68.3	135	564	10.9	8.2	4.8	—	—	0.9	—	7.8	11/22	130	—	0.03	0.09
204002	腐乳(臭)[臭豆腐]	100	66.4	132	550	11.6	7.9	3.9	—	—	0.8	—	10.2	10/20	120	—	0.02	0.09

（以每 100g 可食部计）

食物编码 Food code	食物名称 Food name	维生素 B6 Vit B6 mg	维生素 B12 Vit B12 μg	叶酸 Folate μg	烟酸 Niacin mg	维生素 C Vitamin C mg	维生素 E（Vitamin E） Total mg	α-TE mg	α-E mg	(β+γ)-E mg	δ-E mg	钙 Ca mg	磷 P mg	钾 K mg	钠 Na mg	镁 Mg mg	铁 Fe mg	锌 Zn mg	硒 Se μg	铜 Cu mg	锰 Mn mg	碘 I μg	备注 Remark
207102	精盐		—	—	—	—	—	—	—	—	—	22	—	14	39 311.0	2	1.0	0.24	1.00	0.14	0.29		
207101	湖盐 [青盐]				Tr	Tr	—					552	0	192	36 494.5	463	25.4	0.65	0.30	0.38	0.56		青海
207202	鸡粉	—	Tr	19.2	0.84	—	Tr	Tr				22	93	147	19 041.8	7	4.0	0.83	5.06	0.13	0.27	3.9	
207203	鸡精	—	Tr	11.1	0.56	—	Tr	Tr				8	66	88	18 864.4	2	1.0	0.61	1.74	0.14	0.16	766.5	
207201	味精				0.3	—	—					100	4	4	8 160.0	7	1.2	0.31	0.98	0.12	0.67		
203101	豆瓣酱				2.4	—	0.57		Tr	0.48	0.09	53	154	772	6 012.0	125	16.4	1.47	10.20	0.62	1.37		福州
203107	辣椒酱 [辣椒糊]				1.1	—	2.87		2.18	0.27	0.42	117	30	222	8 027.6	91	3.8	0.26	0.52	0.12	0.30		
203110	蒜蓉辣酱				0.9	—	16.28		3.62	9.74	2.92	71	54	308	3 236.3	26	11.0	1.54	6.55	0.29	1.03		
203105	黄酱 [大酱]				2.4	—	14.12		0.71	10.33	3.08	70	160	508	3 606.1	48	7.0	1.25	12.26	0.48	1.11		
203111	甜面酱				2.0	—	2.16		2.03	0.13	Tr	29	76	189	2 097.2	26	3.6	1.38	5.81	0.12	0.73		
203116	海鲜酱 (阿香婆)	0.25	—	35.1	1.45	—	25.44	un				223	112	310	2 107.0	44	4.3	0.90	12.42	0.23	0.37	29.1	
201001	酱油 (x)				1.7		—					66	204	337	5 757.0	156	8.6	1.17	1.39	0.06	1.11		
201012	老抽	—	Tr	36.5	1.68	—	Tr	Tr				27	175	454	6 910.4	44	6.1	0.66	1.88	0.40	0.57	2.9	
201013	生抽	—	Tr	21.0	1.08	—	Tr	Tr	Tr			16	59	342	6 384.7	29	2.7	0.45	1.30	0.08	0.29	0.6	
	蚝油				—	Tr		Tr	Tr			13	28	73	3 475.9	11	0.6	0.12		0.01	0.09		广东
205029	榨菜				0.5	2	—					155	41	363	4 252.6	54	3.9	0.63	1.93	0.14	0.35		
205037	酱八宝菜				—	Tr	—					68	—	—	2 620.0	—	2.4	—	—	—	—	—	
205035	腌雪里蕻				0.7	4	0.27		0.24	0.03	Tr	294	36	369	3 304.2	40	5.5	0.74	0.77	0.51	0.46		
205018	萝卜干				0.9	17	—					53	65	508	4 203.0	44	3.4	1.27	—	0.25	0.87		
204003	腐乳 (红) [酱豆腐]				0.5	—	7.24		0.72	3.68	2.84	87	171	81	3 091.0	78	11.5	1.67	6.73	0.20	1.16		
204001	腐乳 (白) [酱豆腐]				1.0	—	8.40		0.06	5.47	2.87	61	74	84	2 460.0	75	3.8	0.69	1.51	0.16	0.69		北京
204002	腐乳 (臭) [臭豆腐]				0.6	—	9.18		0.90	5.08	3.20	75	126	96	2 012.0	90	6.9	0.96	0.48	0.16	0.99		

特征性脂肪酸　Characteristic fatty acid

（以每100g 可食部计）

Fatty acid (g/100g 可食部) ／ 饱和脂肪酸 / 总脂肪酸 (%)

食物编码 Food code	食物名称 Food name	脂肪 Fat (g)	脂肪酸 Total	饱和 SFA	单不饱和 MUFA	多不饱和 PUFA	未知 UN-K	Total	4:0	6:0	8:0	10:0	11:0	12:0	13:0	14:0	15:0	16:0	17:0	18:0	19:0	20:0	22:0	24:0
192184	椰子油	100.0	94.2	86.1	6.5	1.6	0.0	91.4	Tr	0.4	7.6	5.8	Tr	48.8	Tr	17.5	Tr	8.9	0.0	2.4	Tr	0.0	0.0	0.0
192259	棕榈仁油	100.0	95.6	76.9	16.2	2.5	0.0	80.5	Tr	0.1	2.4	2.7	Tr	48.5	Tr	15.8	Tr	8.8	0.0	2.2	Tr	0.0	0.0	0.0
192247	棕榈液油（24℃）	100.0	95.6	43.9	41.2	10.5	0.3	45.9	Tr	0.0	0.0	0.0	Tr	0.2	Tr	0.9	Tr	40.8	0.1	3.6	Tr	0.3	0.1	0.1
191007	猪油（炼）	99.6	95.2	41.1	45.6	8.5	0.0	43.2	Tr	Tr	Tr	Tr	Tr	Tr	Tr	1.2	Tr	26.0	0.3	15.7	Tr	Tr	Tr	Tr
191001	牛油（板油）	92.0	88.0	54.4	29.9	4.0	0.0	61.8	Tr	Tr	Tr	Tr	Tr	0.1	Tr	3.9	1.6	25.3	1.5	28.6	Tr	0.6	0.2	Tr
192177	米糠油（特制）	100.0	95.6	17.7	40.1	34.1	3.7	18.5	Tr	0.0	0.0	Tr	Tr	Tr	Tr	0.2	Tr	16.2	0.0	1.3	Tr	0.5	0.2	0.2
192181	稻米油	100.0	95.6	18.7	38.4	37.0	1.5	19.6	Tr	0.0	0.0	0.0	Tr	0.0	Tr	0.2	Tr	16.9	0.0	1.5	Tr	0.5	0.2	0.2
192083X	花生油（代表值）	100.0	95.6	18.4	42.5	33.0	1.7	19.3	Tr	0.0	0.0	0.0	Tr	0.0	Tr	0.0	Tr	11.1	0.1	3.3	Tr	1.3	2.4	1.1
192167	茶籽油	100.0	95.6	9.1	78.7	7.8	0.3	9.5	Tr	0.0	0.0	Tr	Tr	0.0	Tr	0.0	Tr	6.4	0.0	2.3	Tr	0.1	0.4	0.1
192197X	橄榄油（代表值）	100.0	95.6	13.5	75.1	6.8	0.2	14.1	Tr	0.0	0.0	0.0	Tr	0.0	Tr	0.0	Tr	10.5	0.1	3.2	Tr	0.4	0.1	0.0
192104X	菜籽油（代表值）	100.0	95.6	7.0	61.2	25.7	1.8	7.3	Tr	0.0	0.0	0.0	Tr	0.0	Tr	0.0	Tr	4.3	Tr	1.9	Tr	0.6	0.3	0.1
192173	亚麻籽油（有机）	100.0	95.6	8.1	18.7	67.7	1.2	8.5	Tr	0.0	0.0	Tr	Tr	0.0	Tr	0.0	Tr	4.9	Tr	3.4	Tr	0.1	0.0	0.0
192020	核桃油	99.1	94.7	7.2	18.6	66.8	0.2	7.6	Tr	0.0	0.0	1.1	Tr	1.2	Tr	0.6	Tr	50.3	Tr	4.0	Tr	Tr	Tr	Tr
192243	红花籽油	100.0	95.6	8.2	13.7	73.6	0.3	8.6	Tr	0.0	0.0	0.0	Tr	0.0	Tr	0.1	Tr	5.2	0.0	2.4	Tr	0.3	0.4	0.1
192212	葡萄籽油（有机）	100.0	95.6	10.8	12.5	69.2	3.1	11.3	Tr	0.0	0.0	0.0	Tr	0.0	Tr	Tr	Tr	6.8	0.0	4.4	Tr	0.1	0.0	0.0
192029X	大豆油（代表值）	100.0	95.6	15.0	22.7	55.4	2.5	15.6	Tr	0.0	0.0	Tr	Tr	0.0	Tr	0.1	Tr	10.7	0.1	4.0	Tr	0.3	0.3	0.1
192061X	玉米油（代表值）	100.0	95.6	14.0	29.2	50.1	2.4	14.6	Tr	0.0	0.0	Tr	Tr	0.1	Tr	0.0	Tr	12.3	0.0	1.7	Tr	0.4	0.1	0.1
192143X	葵花籽油（代表值）	100.0	95.6	10.9	30.2	51.6	2.9	11.4	Tr	0.0	0.0	Tr	Tr	0.0	Tr	0.0	5.4	5.6	0.0	4.2	Tr	0.3	0.7	0.2
121218	沙钻鱼[多鳞鱚,沙狗鱼,麦穗鱼]	0.6	0.4	0.1	0.1	0.2	0.0	32.0	Tr	0.0	0.0	Tr	Tr	2.9	Tr	—	Tr	17.8	Tr	6.8	Tr	Tr	4.5	Tr
121262	金枪鱼肉	0.3	0.3	0.1	0.0	0.1	0.0	34.1	Tr	0.0	Tr	Tr	Tr	Tr	Tr	1.1	0.4	13.7	1.1	8.9	—	Tr	Tr	8.9
121263	鲅鱼肉[马鲛鱼肉]	0.3	0.3	0.1	0.0	0.1	0.0	36.5	Tr	0.0	0.0	0.0	Tr	0.1	Tr	0.8	0.4	16.6	0.8	6.6	—	Tr	Tr	11.3
121272	大菱鲆鱼（鲜）[多宝鱼]	1.9	1.5	0.4	0.4	0.7	0.0	27.9	0.1	0.0	0.0	0.0	Tr	0.1	0.1	4.6	0.5	18.3	0.6	3.3	0.1	0.1	0.1	0.1
121275	绿鳍马面鲀[面包鱼,橡皮鱼]	0.4	0.4	0.2	0.0	0.2	0.0	39.3	0.3	0.0	0.0	Tr	Tr	Tr	Tr	1.1	0.8	22.4	2.5	11.6	—	0.3	0.0	0.3

特征性脂肪酸 Characteristic fatty acid

（以每100g可食部计）

单不饱和脂肪酸／总脂肪酸（%）　　多不饱和脂肪酸／总脂肪酸（%）

食物编码 Food code	食物名称 Food name	Total	14:1	15:1	16:1	17:1	18:1	20:1	22:1	24:1	Total	16:2	18:2	18:3	18:4	20:2	20:3	20:4	20:5	22:3	22:4	22:5	22:6	未知 %	备注 Remark
192184	椰子油	6.9	Tr	Tr	0.0	0.0	6.9	0.0	0.0	0.0	1.7	Tr	1.7	0.0	Tr	0.0	Tr	Tr	Tr	Tr	Tr	Tr	Tr	0.0	广州
192259	棕榈仁油	16.9	Tr	Tr	0.0	0.0	16.9	0.0	0.0	0.0	2.6	Tr	2.6	0.0	Tr	0.0	Tr	Tr	Tr	Tr	Tr	Tr	Tr	0.0	
192247	棕榈液油（24℃）	43.1	Tr	Tr	0.1	0.0	42.8	0.1	0.0	0.0	10.9	Tr	10.7	0.2	Tr	0.0	Tr	Tr	Tr	Tr	Tr	Tr	Tr	0.4	重庆
191007	猪油（炼）	47.9	Tr	Tr	2.3	0.3	44.2	1.1	Tr	Tr	8.9	Tr	8.9	Tr	—	Tr	Tr	Tr	Tr	Tr	Tr	Tr	Tr	0.0	北京
191001	牛油（板油）	34.0	1.1	0.4	3.4	0.3	28.8	Tr	Tr	Tr	4.5	1.6	1.9	1.0	—	Tr	Tr	Tr	Tr	Tr	Tr	Tr	Tr	0.0	北京
192177	米糠油（特制）	42.0	Tr	Tr	0.2	Tr	41.0	0.8	0.0	0.0	35.7	Tr	35.0	0.6	Tr	0.0	Tr	Tr	Tr	Tr	Tr	Tr	Tr	3.8	
192181	稻米油	40.2	Tr	Tr	0.2	0.0	39.3	0.5	0.0	0.1	38.7	Tr	37.2	1.3	Tr	0.1	Tr	Tr	Tr	Tr	Tr	Tr	Tr	1.6	上海
192083X	花生油（代表值）	44.5	Tr	Tr	0.0	0.0	43.5	0.8	0.0	0.0	34.5	Tr	34.3	0.1	Tr	0.1	Tr	Tr	Tr	Tr	Tr	Tr	Tr	1.8	
192167	茶籽油	82.3	Tr	Tr	0.1	0.1	81.8	0.4	0.0	0.0	8.1	Tr	7.9	0.2	Tr	0.0	Tr	Tr	Tr	Tr	Tr	Tr	Tr	0.3	防城港
192197X	橄榄油（代表值）	78.6	Tr	Tr	0.7	0.1	77.5	0.2	0.1	0.0	7.1	Tr	6.3	0.6	Tr	0.0	0.0	Tr	Tr	Tr	Tr	Tr	Tr	0.2	
192104X	菜籽油（代表值）	64.0	Tr	Tr	0.2	0.1	54.0	3.6	6.0	0.2	26.9	Tr	19.3	6.8	—	0.1	0.9	0.3	0.1	Tr	Tr	Tr	Tr	1.9	
192173	亚麻籽油（有机）	19.5	Tr	Tr	0.0	Tr	19.3	0.2	0.0	0.0	70.8	Tr	14.8	56.0	Tr	0.0	0.0	Tr	Tr	Tr	Tr	Tr	Tr	1.2	
192020	核桃油	19.60	Tr	Tr	0.0	Tr	19.6	Tr	Tr	Tr	72.6	Tr	64.9	7.7	Tr	0.0	0.0	Tr	Tr	Tr	Tr	Tr	Tr	0.2	
192243	红花籽油	14.3	Tr	Tr	0.1	0.0	13.8	0.2	0.1	0.2	77.0	Tr	76.5	0.3	Tr	0.0	Tr	Tr	Tr	Tr	Tr	Tr	Tr	0.3	昌吉
192212	葡萄籽油（有机）	13.1	Tr	Tr	0.1	Tr	12.9	0.1	0.0	0.0	72.4	Tr	70.8	1.6	Tr	Tr	0.0	0.1	Tr	Tr	Tr	Tr	Tr	3.3	
192029X	大豆油（代表值）	23.8	Tr	Tr	0.2	0.1	23.2	0.4	0.0	0.0	58.0	Tr	51.5	6.5	Tr	0.0	0.0	Tr	Tr	Tr	Tr	Tr	Tr	2.6	
192061X	玉米油（代表值）	30.6	Tr	Tr	0.1	0.0	30.2	0.3	0.0	0.0	52.4	Tr	51.7	0.6	—	0.1	Tr	0.1	Tr	Tr	Tr	Tr	Tr	2.5	
192143X	葵花籽油（代表值）	31.6	Tr	Tr	0.1	0.0	31.3	0.2	0.1	0.0	53.9	Tr	53.7	0.2	Tr	0.0	0.0	Tr	Tr	Tr	Tr	Tr	Tr	3.1	
121218	沙钻鱼［多鳞鱚、沙梭鱼、麦穗鱼］	15.2	Tr	Tr	5.2	Tr	8.1	Tr	1.9	Tr	44.6	Tr	—	2.2	—	0.0	0.0	2.4	9.9	—	—	4.7	25.4	8.2	
121262	金枪鱼肉	13.0	Tr	Tr	1.5	0.2	10.5	0.2	Tr	0.8	46.4	—	1.3	0.0	—	Tr	0.0	4.4	Tr	—	—	—	40.7	6.5	三沙
121263	鲅鱼肉［马鲛鱼肉］	11.6	Tr	Tr	1.6	Tr	9.2	Tr	Tr	0.8	47.1	—	0.8	0.0	—	Tr	0.0	5.9	Tr	—	—	—	40.4	5.1	三沙
121272	大菱鲆鱼［鲜］［多宝鱼］	27.4	0.1	Tr	7.7	0.3	13.5	4.6	0.5	0.7	44.8	—	6.6	1.1	—	0.4	0.3	1.0	10.1	—	—	—	25.3	0.1	深圳
121275	绿鳍马面鲀［面包鱼、橡皮鱼］	10.5	Tr	Tr	2.3	Tr	7.6	0.3	0.0	0.3	48.5	—	1.1	0.3	—	0.0	0.0	10.5	7.4	—	—	—	29.2	1.7	深圳

主要参考文献

[1] 中国营养学会. 食物交换份: T/CNSS 020—2023 [S]. 中国营养学会, 2023.

[2] 国家卫生健康委食品安全标准与监测评估司. 国家卫生健康委办公厅关于印发成人高尿酸血症与痛风食养指南(2024年版)等4项食养指南的通知(国卫办食品函〔2024〕53号)[EB/OL].(2024-02-07)[2024-04-06]. http://www.nhc.gov.cn/sps/s7887k/202402/4a82f053aa78459bb88e35f812d184c3.shtml.

[3] 国家卫生健康委食品安全标准与监测评估司. 国家卫生健康委办公厅关于印发成人高脂血症食养指南(2023年版)等4项食养指南的通知(国卫办 食品函〔2023〕5号)[EB/OL].(2023-01-12)[2024-04-06]. http://www.nhc.gov.cn/sps/s7887k/202301/0e55a01df50c47d9a4a43db026e3afc3.shtml.